Kliniktaschenbücher

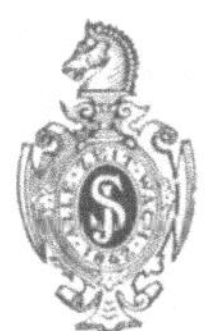

G. Friese   A. Völcker

Leitfaden für den klinischen Assistenten

Vierte, neubearbeitete Auflage

Mit 28 Abbildungen

Springer-Verlag
Berlin Heidelberg New York Tokyo

Professor Dr. med. Gernot Friese
Roseggerweg 2, 7121 Mundelsheim

Dr. med. Anneliese Völcker
Med. Klinik II, Krankenanstalten
7140 Ludwigsburg

Sonderausgabe für Hoechst AG

ISBN-13: 978-3-540-16152-3   e-ISBN-13: 978-3-642-95489-4

DOI: 10.1007/978-3-642-95489-4

3-540-10765-7 3. Auflage Springer-Verlag Berlin Heidelberg New York
0-387-10765-7 3rd edition Springer-Verlag New York Heidelberg Berlin

CIP-Kurztitelaufnahme der Deutschen Bibliothek.
Friese, Gernot:
Leitfaden für den klinischen Assistenten /
G. Friese; A. Völcker, - 4., neubearb. Aufl. -
Berlin; Heidelberg; New York; Tokyo: Springer, 1986.
(Kliniktaschenbücher)

NE: Völcker, Anneliese:

Gesamtherstellung: Appl, Wemding
2121/3140-543210

Vorwort zur vierten Auflage

Wenn der junge Arzt unmittelbar nach dem Examen als Assistent einer Klinik oder Krankenhausabteilung tätig wird, erwartet man von ihm, daß er, besonders während des Aufnahme- und Nachtdienstes oder beim Einsatz als Notarzt, ärztlich folgerichtig zu handeln in der Lage ist. Das ist für ihn, v. a. bei akuten Erkrankungen, wo eine schnelle Diagnose und sofortige Therapie erforderlich sind, anfangs nicht leicht.

Aus diesem Grunde haben wir seit vielen Jahren unseren jüngeren ärztlichen Mitarbeitern ein Skriptum in die Hand gegeben, das die wichtigsten diagnostischen Daten sowie insbesondere therapeutische Richtlinien für Erkrankungen, bei denen es rasch zu handeln gilt, enthielt. Auswahl und Inhalt der in diesem Skriptum zusammengefaßten Abschnitte wurden dabei von den jungen Kollegen weitgehend selbst bestimmt. Die gleiche Aufgabe soll das vorliegende Büchlein erfüllen. Freilich gestattet der Rahmen eines Taschenbuches nur die Wiedergabe einer beschränkten Anzahl von Kapiteln. Manches wurde bewußt weggelassen, v. a. wenn darüber monographische Darstellungen oder Sammelwerke vorliegen; diese wurden im Literaturverzeichnis aufgeführt. Auch pathophysiologische Gedankengänge, so unerläßlich und wertvoll sie sind, wurden hintangestellt. Bei der Auswahl therapeutischer Methoden wurden mitunter diejenigen bevorzugt, mit denen die Autoren besondere Erfahrungen gesammelt haben. Somit mag die Auswahl zuweilen subjektiv erscheinen. Das gilt auch für die Zusammenstellung der „wichtigsten Medikamente".

Seit Erscheinen der dritten Auflage hat sich die Medizin weiterentwickelt. So wurde eine Überarbeitung einiger Kapitel notwendig. Dabei haben uns Kritik und Anregungen aus dem Leserkreis wiederum sehr geholfen.

Ludwigsburg, im September 1985 G. Friese A. Völcker

Inhaltsverzeichnis

I. Behandlung von Notfällen

1 Akuter Kreislaufstillstand

Ursachen
Plötzliches Sistieren der Herztätigkeit entweder bei Asystolie infolge Störung der Automatie des Herzens oder bei Herzkammerflimmern bzw. ähnlichen sehr raschen Rhythmusstörungen des Herzens.

Symptome
Plötzliche Bewußtlosigkeit, Atemstillstand, fehlende Pulse, weite lichtstarre Pupillen, Hautblässe.

Allgemeine therapeutische Richtlinien [34, 37]
1) Patient auf eine harte Unterlage bringen. Beginn mit äußerer Herzmassage und Mund-zu-Nase-Beatmung. Bei längerer Dauer eines Kreislauf- und Atemstillstands sollte die Mund-zu-Nase-Beatmung von einer Intubation mit Balgbeatmung oder maschineller Beatmung (z. B. Bird-Respirator) abgelöst werden, am besten durch einen Anästhesisten.

Technik der äußeren Herzmassage: Um eine wirksame äußere Herzmassage durchführen zu können, muß der Patient auf eine harte, nichtfedernde Unterlage gebracht werden. Dazu kann man den Patienten aus dem Bett heraus auf den Fußboden legen. Gleiche Dienste leistet ein unter den Brustkorb gelegtes Bettbrett, das beidseits dem Bettrahmen fest aufliegen muß. Der Arzt stellt oder kniet sich neben den Patienten. Beide Arzthände werden kreuzweise auf den unteren Teil des Brustbeins (oberhalb des Schwertfortsatzes) gelegt. Dann wird der Brustkorb kurz und kräftig komprimiert. Die Massage ist ausreichend, wenn das Brustbein 3–4 cm an die Wirbelsäule gedrückt wird. Radialis- oder Femoralispuls sollten tastbar und der systolische Blutdruck zwischen 80 und 100 mm Hg meßbar werden.

Zeichen erfolgreicher Herzmassage sind:
Wiederkehren der Hautrötung, Reagieren der vorher weiten und starren Pupillen, Auftreten spontaner Atembewegungen.
Technik der Mund-zu-Nase-Beatmung: Der Beatmer stellt oder kniet sich am besten rechts neben den Patienten. Eine Hand (die rechte) wird unter das Kinn gelegt und drückt dieses nach kranial. Dadurch wird der Mund geschlossen, die Halswirbelsäule gestreckt und nach hinten gebeugt. Diese Haltung des Kopfes ist notwendig, um die Luftwege freizuhalten. Die andere Hand (die linke) wird auf die Stirn des Patienten gelegt. Der Atemspender atmet nun ein, legt den Mund über die Nase des Patienten und bläst die Luft in die Atemwege ein. Der Beatmungserfolg ist an der Erweiterung des Thorax zu erkennen. Dann gibt der Beatmer die Nase frei, und die Ausatmung vollzieht sich spontan. Dieser Vorgang wird mit normaler Atemfrequenz wiederholt. Ein über die Nase des Patienten gelegtes Taschentuch (oder ein Mullschleier) erleichtert die Tätigkeit des Beatmers.
Mobile Zahnprothesen sind vorher zu entfernen. Zum Freihalten der Atemwege von Bronchialsekret und ggf. Mageninhalt ist ein Absaugegerät notwendig. – Ist man allein beim Patienten, wechselt man zwischen Herzmassage und Beatmung im Rhythmus 4:1 oder 6:1.

Mit äußerer Herzmassage und Beatmung kann man einen „Minimalkreislauf" (30–40% der Norm) bis zu 1 h oder länger aufrechterhalten, ohne daß später neurologische Ausfälle auftreten. Deshalb nicht zu früh aufgeben!
2) Ursache des Kreislaufstillstands klären. Nach Einleitung von Herzmassage und Beatmung ist der Kreislaufstillstand zunächst behoben. Jetzt hat man Zeit zu klären, ob dem Kreislaufstillstand eine Asystolie oder ein Herzkammerflimmern zugrunde liegt. Deshalb Aufzeichnung eines Elektrokardiogramms oder zumindest Betrachten des EKGs auf einem Kathodenstrahloszillographen. Wenn möglich, Benachrichtigung eines weiteren erfahrenen Kollegen.
3) Legen eines venösen Zugangs (Armvene, V. subclavia).
4) Weitere zielgerichtete Behandlung:

Asystolie
Wenn während der Herzmassage die Herztätigkeit nicht spontan in Gang kommt, Suprarenin 0,5–1,0 mg durch einen venösen Zugang oder 1–2 mg in 10 ml physiologischer Kochsalzlösung intratracheal; nur wenn das nicht möglich ist, 0,5–1,0 mg intrakardial. Besonders bei gleichzeitig ungenügender mechanischer Tätigkeit des Herzens („weak action", „elektromechanische Entkoppelung") ist Suprarenin dem früher verwendeten Alupent überlegen.

Intrakardiale Injektion: Dazu wird eine 8–10 cm lange Nadel Nr. 1 im 4. ICR links parasternal eingestochen, bis sich Blut aspirieren läßt. Oder man sticht unterhalb des Schwertfortsatzes ein und führt die Nadel nach kranial und dorsal, bis man Blut aspiriert. Dann wird injiziert und rasch zurückgezogen.

Wenn trotz dieser Maßnahme keine spontane Herztätigkeit wiederkehrt, kann man den Versuch einer elektrischen Reizung des Herzens machen. Diese ist jedoch nur sinnvoll, wenn die Kontraktilität des Herzmuskels erhalten ist.

Zur temporären Stimulation des Herzmuskels ist die transvenöse Einführung (V. basilica, V. jugularis externa, V. subclavia) einer Katheterelektrode in den rechten Ventrikel die für den Patienten angenehmste und zuverlässigste Methode. Alle anderen dazu empfohlenen Maßnahmen (Brustkorbelektroden, Perikardelektroden, Ösophaguselektroden) sind für den Patienten unangenehm und weniger zuverlässig.

Kammerflimmern

Die sicherste Behandlung eines Herzkammerflimmerns (Abb. 1) ist die transthorakale elektrische Defibrillation. Es werden dazu heute nur noch Gleichstromdefibrillatoren verwendet. Die einstellbare Strommenge soll, je nach Dicke der Brustwand, zwischen 150 und 400 W/s liegen.

Die beiden Elektroden werden mit einer dünnen Schicht Elektrodenpaste bestrichen. Eine Elektrode wird auf die rechte vordere Brustkorbhälfte in den Winkel zwischen rechtem Sternalrand und rechter Klavikel gelegt, die zweite Elektrode auf die linke Brustkorbhälfte in die Gegend der Herzspitze. Beide Elektroden werden fest angedrückt. Nach Unterbrechung der äußeren Herzmassage und Beatmung und nachdem man sich vergewissert hat, daß keine Hilfsperson Kontakt mit dem Patienten hat, wird der Stromstoß ausgelöst. Das Passieren des Stroms ist an dem Zusammenzucken des Patienten zu erkennen. Danach sollen äußere Herzmassage und Beatmung sofort fortgesetzt werden. Das EKG zeigt den Erfolg der Defibrillation.

Wenn das Herzkammerflimmern beseitigt ist, sollte weiter massiert und beatmet werden, bis eine hämodynamisch ausreichende Herztätigkeit und Spontanatmung zurückgekehrt sind. Rezidiviert das Kammerflimmern, Wiederholung der Defibrillation.

Bei häufigen Rezidiven ist die intravenöse oder intrakardiale Injektion eines antifibrillatorisch wirkenden Pharmakons ratsam (z. B. 10–20 ml einer 7,45%igen Kaliumchloridlösung oder Xylocain 2–5 ml der 2%igen Lösung) [43, 45].

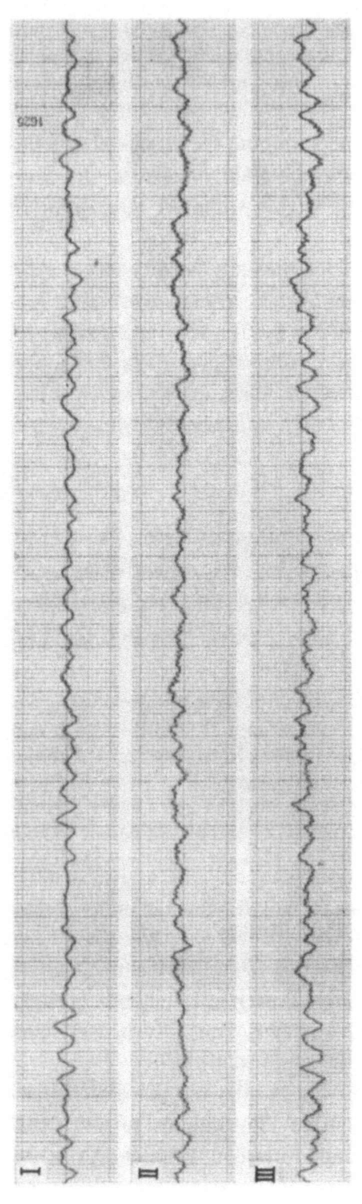

Abb. 1. Kammerflimmern

Können bei einem Kreislaufstillstand Zirkulation und Atmung nicht innerhalb weniger Minuten wiederhergestellt werden, entwickelt sich eine Azidose. Diese muß - ebenso wie beim Kreislaufschock - mit Natriumbikarbonat ausgeglichen werden (s. S.13).

Die Wiederbelebungsmaßnahmen können abgebrochen werden, wenn Symptome des Herztodes (Asystolie, „dying heart" im EKG) und des Hirntodes (weite starre Pupillen, fehlende Spontanatmung, fehlende Reflexe) länger als 1 h bestehen oder aber wenn sich herausstellt, daß der klinische Tod schon 10 min vor Beginn der Reanimation eingetreten war.

Nach erfolgreicher Behandlung einer Asystolie oder eines Herzkammerflimmerns sollte der Patient die folgenden Tage ständig überwacht werden, um einem Rezidiv rechtzeitig begegnen zu können. Unterbringung auf einer Intensivbehandlungseinheit. Bei einem Zustand nach Asystolie sollte man vorsorglich eine transvenöse Katheterelektrode in den rechten Ventrikel legen. Nach einem Kammerflimmern ist die kontinuierliche Gabe von antifibrillatorisch wirkenden Medikamenten (Gilurytmal, Lidocaininfusion, noch besser kombiniert mit Kaliumchlorid 80 mval/l) angezeigt.

2 Anwendung des elektrischen Schrittmachers
[16, 20, 21, 22, 32, 35, 36, 39, 44, 57, 90, 138]

Indikationen der temporären Schrittmacheranwendung
Jede plötzliche Störung der Automatie des Herzens bei erhaltener Kontraktilität; z.B. bei akut auftretendem AV-Block oder sinuatrialem Block, v.a. dann, wenn die Grundkrankheit therapeutisch beeinflußbar ist (z.B. Elektrolytstoffwechselstörung, Koma, Myokarditis, Hinterwandinfarkt).

Indikationen der permanenten Schrittmacheranwendung
Die Behandlung einer bradykarden Rhythmusstörung durch operative Implantation einer Schrittmachereinheit ist indiziert, wenn es zu Synkopen, zu Schwindelzuständen, zu einer durch die langsame Herzschlagfolge ausgelösten Herzinsuffizienz oder auch nur zu einer allgemeinen Leistungsschwäche kommt und durch Therapie der

Grundkrankheit und oder durch medikamentöse Maßnahmen (Alupent, Itrop, Atropin) keine bleibende Besserung eintritt. Zu diesen die Schrittmacherimplantation indizierenden Rhythmusstörungen gehören:

1) der persistierende AV-Block 2. und 3. Grades (partieller oder totaler AV-Block);

2) die unter dem „Syndrom des kranken Sinusknotens" zusammengefaßten bradykarden Rhythmusstörungen [28, 29]:

a) persistierende Sinusbradykardie,

b) Perioden von Sinusarrest bzw. sinuatrialem Block,

c) Bradykardie-Tachykardie-Syndrom,

d) das Syndrom des hypersensitiven Karotissinus mit gesicherten Synkopen.

3) die sonst unbeeinflußbare Bradyarrhythmia absoluta bei Vorhofflimmern, wenn sie zu einer Herzinsuffizienz führt;

4) paroxysmale Kammertachykardien und paroxysmales Kammerflimmern, die sich auf dem Boden einer sonst unbeeinflußbaren, sehr langsamen Grundfrequenz entwickeln;

5) bifaszikuläre Blockformen: der Rechtsschenkelblock mit linksposteriorem Hemiblock (s. S. 141) ist eine absolute Schrittmacherindikation; der Rechtsschenkelblock mit linksanteriorem Hemiblock erfordert dann einen elektrischen Schrittmacher, wenn eine Verlängerung der Überleitungszeit eine ungenügende Funktion des 3. und letzten Bündels des Reizleitungssystems anzeigt und/oder wenn Synkopen auftreten;

6) die hypertrophische obstruktive Kardiomyopathie.

Art der Impulszuführung bei der temporären Schrittmacheranwendung

Das Einlegen einer Katheterelektrode in die rechte Herzkammer durch die V. basilica des rechten oder linken Arms, die V. jugularis externa oder die V. subclavia ist die Methode der Wahl. Sie ermöglicht eine tage- bis wochenlange elektrische Stimulation des Herzens. Einschwemmballonkatheterelektroden machen den Eingriff einfach. Unipolare Elektroden sollen noch gefahrloser sein als bipolare. – Andere Methoden der Impulszuführung wie Brustwandelektroden, Perikardelektroden oder Ösophaguselektroden sind nicht so zuverlässig und für den Patienten unangenehm.

**Art der Impulszuführung bei der permanenten
Schrittmacheranwendung**

Auch bei der Implantation einer permanenten Schrittmachereinheit
ist das Einlegen einer unipolaren Elektrode in den rechten Ventrikel
über die V. cephalica rechts oder links die Methode der Wahl. Durch
Verwendung von Anker- oder Schraubelektroden werden Disloka-
tionen weitgehend vermieden. Die Fixation einer oder mehrerer
Elektroden am Myokard wird nur noch in Ausnahmefällen angewandt, wenn eine bleibende Fixation einer Endokardelektrode nicht
möglich ist.

Art der Schrittmacher

Schrittmachergeneratoren mit *fixierter Impulsfrequenz* werden nicht
mehr verwendet. Bei Wiedererwachen eines Herzeigenrhythmus
können die Impulse in die vulnerable Phase des Herzzyklus einfallen und, bei vorgeschädigten Herzen, Kammerflimmern auslösen
[35]. Deshalb werden jetzt hauptsächlich *Demand-* oder *Abrufschritt-
macher* benutzt. Die Impulsaussendung dieser Geräte wird durch
Herzeigenschläge inhibiert. Die elektrische Stimulation des Herzens
setzt ein, wenn die körpereigene Frequenz einen bestimmten Wert
unterschreitet. *Vorhofsequentiell arbeitende Schrittmachergeneratoren*
mit Vorhof- und Kammerelektrode erhalten die physiologische zeitliche Koordination von Vorhof- und Kammererregung und sind hämodynamisch wesentlich effektiver als nur kammerstimulierende
Geräte. In den letzten Jahren ist durch *Programmierbarkeit* der einzelnen Schrittmachergrößen durch die unverletzte Brust- oder
Bauchwand die Anpassungsmöglichkeit an hämodynamische oder
rhythmologische Erfordernisse noch verbessert worden.

3 Kreislaufkollaps

Unter einem Kollaps versteht man eine plötzlich einsetzende Mangeldurchblutung des Zentralnervensystems, die zum Bewußtseinsverlust und zur Bewegungsunfähigkeit führt. Ein Kollaps kann den
Tod einleiten, wie bei akutem Kreislaufstillstand oder traumatischen

Schäden des Gehirns, er kann der Beginn eines Kreislaufschocks oder auch so harmlos sein, wie die banale Ohnmacht. – Die häufigsten Ursachen sind:

1) Vasomotorenkollaps: plötzliche Gefäßerweiterung mit Verminderung des peripheren Widerstands und dadurch extremem Blutdruckabfall;

2) orthostatischer Kollaps durch ungenügenden venösen Rückfluß bei aufrechter Körperhaltung;

3) hypersensitiver Karotissinus: Überempfindlichkeit des Karotissinus, die schon bei leichter Berührung oder Dehnung zu Blutdruckabfall, Bradykardie oder Asystolie und dadurch zur Hirnanämie führt;

4) kardialer Kollaps bei Asystolie, Kammerflimmern oder ähnlichen raschen Herzrhythmusstörungen;

5) Kollaps durch plötzliche Zunahme einer primären Hypoxämie bei angeborenen Herzfehlern mit Rechts-links-Shunt und chronischem Cor pulmonale, meist durch körperliche Belastung ausgelöst;

6) Hustenkollaps (Ictus laryngé): der intrathorakale Druckanstieg bei einem Hustenanfall verhindert eine ausreichende diastolische Füllung des Herzens;

7) Aufenthalt in großer Höhe: die Abnahme des Sauerstoffpartialdrucks führt zu einer Hypoxämie.

Therapie

Zu **1)**: Beim Vasomotorenkollaps genügt flache Lagerung. Notfalls zusätzlich Vasokonstriktiva, z. B. Effortil, Akrinor oder i. v. Tropfinfusion von 100–200 µg/min Dopamin.

Zu **2)**: Der orthostatische Kollaps verschwindet mit flacher Lagerung. Den ungenügenden venösen Rückfluß kann man medikamentös durch Dihydergot oder Dihydergot retard fördern. Ferner läßt sich der Venentonus durch physikalische Maßnahmen (Sport, Schwimmen) erhöhen.

Zu **3)**: Beim Auftreten von Synkopen erfordert der hypersensitive Karotissinus die Implantation eines elektrischen Schrittmachers.

Zu **4)**: Siehe Behandlung der Asystolie (S. 2), des Kammerflimmerns (S. 3) und der paroxysmalen Tachykardien (S. 27).

Zu **5)**: Behandlung der Grundkrankheit.

Zu **6**): Behandlung der den Hustenreiz auslösenden Krankheit.
Zu **7**): Der Aufenthalt in großer Höhe erfordert Sauerstoffatmung.

4 Kreislaufschock

Definition
Unter einem Schock versteht man ein Krankheitsbild, das durch eine plötzlich einsetzende Verminderung der Gewebsdurchblutung als Folge einer Abnahme des zirkulierenden Blutvolumens gekennzeichnet ist.

Ursachen
1) Flüssigkeitsverlust (z. B. Exsikkose bei Coma diabeticum, ungenügende Flüssigkeitszufuhr, Erbrechen und Durchfälle, Verbrennungen);
2) Blutverlust – Punkte 1 und 2 – sind bekannt als „hypovolämischer Schock");
3) toxisch durch Bakterientoxine (z. B. Peritonitis), Eiweißspaltprodukte (akute Pankreasnekrose, Verbrennung) oder chemische Intoxikationen;
4) analphylaktisch (Arzneimittelüberempfindlichkeit, nach Scruminjektionen und Bluttransfusionen);
5) kardiogen;
a) bei ungenügender Auswurfleistung des Herzens (Herzinfarkt, Myokarditis, Lungenarterienembolie);
b) bei ungenügender Füllung des Herzens (tachykarde Rhythmusstörungen, Herztamponade).

Therapie

Spezielle Behandlungsmaßnahmen
1) Bei Flüssigkeitsverlust Flüssigkeitsersatz. Anfangs mit 500–1000 ml Haemaccel, Macrodex oder Longasteril, später mit Tutofusin. Kontrollen des Serumnatrium-, Chlor- und Kaliumgehalts

orientieren darüber, wieviele der genannten Elektrolyte den Lösungen zugesetzt werden müssen. Der Hämatokritwert unterrichtet über den Grad der Austrocknung bzw. über die Behebung der Exsikkose. Zu Anfang können oft schnelle Infusionen notwendig werden. Dabei kann eine Überwässerung eintreten. Deshalb soll man den Füllungszustand der Halsvenen beobachten. Auch das Auftreten feuchter Rasselgeräusche über den unteren Lungenabschnitten ist ein Symptom beginnender Überwässerung. Am sichersten ist die Überwachung des zentralen Venendrucks durch Einlegen eines Katheters in die obere Hohlvene (Normalwerte 4–8 cm H_2O).

2) Bei Blutverlust Transfusion gruppengleichen Blutes. Falls nicht sofort zu beschaffen, Haemaccel, Macrodex oder Longasteril. Ständige Kontrolle der Hämatokrit- und Hämoglobinwerte, am sichersten aus dem Venenblut.

3) Bei anaphylaktischem Schock sind Gaben von Suprarenin (0,3–1 ml subkutan, in Notfällen auch i. m. oder i. v. 1–4 µg/min) und Kortikosteroiden (50–200 mg i. v.) oft lebensrettend. Gleichzeitig Volumensubstitution.

4) Bei toxisch ausgelöstem Schock Ursache der Toxikose ausschalten. Ausschwemmung des Toxins. Bei bakteriellen Toxinen zielgerichtete antibiotische Therapie. Toxische Schockformen sprechen gelegentlich auf Vasokonstriktiva an, z. B. Dopamin in Dosen > 300 µg/min und/oder Hypertensin 2,5–10 µg/min i. v.

5) Beim kardiogenen Schock mit ungenügender Auswurfleistung Hebung der Herzkraft durch Gabe positiv inotrop wirkender Pharmaka: 100–500 µg/min Dobutamin (2–10 µg/kg KG/min) und/oder 100–200 µg/min Dopamin (2–4 µg/kg KG/min). Beide Substanzen bewirken in der genannten Dosis eine Stimulation der β_1-Rezeptoren des Myokards und damit eine positiv inotrope Wirkung. Dopamin führt zusätzlich zu einer Vasodilatation der renalen, mesenterialen, koronaren und zerebralen Gefäße. Die gleichzeitige Gabe von Dopamin und Dobutamin hat sich den Autoren besonders bewährt. – Zusätzliche Gaben von Herzglykosiden bringen keine meßbare Beeinflussung der Schocksymptomatik, es sei denn, sie seien aus anderen Gründen, wie z. B. erwünschte negativ dromotrope Wirkung (z. B. bei Tachyarrhythmie bei Vorhofflimmern), indiziert. – Mittels einer aortalen Gegenpulsation kann man die vom Herzen verlangte Leistung herabsetzen und die Koronarperfusion

10

verbessern („assistierte Zirkulation"), bis sich der Herzmuskel erholt hat und die notwendige Leistung wieder erbringen kann [122]. Diese Methode erfordert jedoch größeren technischen Aufwand sowie ein eingearbeitetes Team. – Eine dem Kreislaufschock zugrundeliegende Lungenembolie erfordert nach diagnostischer Sicherung (Lungenszintigraphie, Angiographie) die Beseitigung des Embolus durch Operation oder Fibrinolyse (s. S.31). – Ist der Schock durch Rhythmusstörungen des Herzens verursacht (supraventrikuläre paroxysmale Tachykardie, paroxysmales Vorhofflimmern mit Tachyarrhythmie der Kammern, Kammertachykardie, Kammerflattern), so ist die entsprechende Therapie durchzuführen (s. S.27). – Bei Herzbeuteltamponade durch Exsudat oder Blutung Perikardpunktion.

Bei der Perikardpunktion wird nach Lokalanästhesie eine möglichst kurz geschliffene Punktionsnadel im 5. Interkostalraum 1–2 cm medial von der röntgenologisch und perkussorisch ermittelten linken Herzgrenze eingeführt. Pulssynchrone Bewegungen der Nadel geben Auskunft, wenn die Oberfläche des Herzens berührt wird, so daß bei vorsichtigem Vorgehen nicht die Gefahr einer Perforation des Herzmuskels besteht. – Man kann ebenso die Punktionsnadel unterhalb des Processus xiphoideus einstechen und die Nadelspitze nach oben und hinten führen, bis der Herzbeutel von unten erreicht wird.

Allgemeine Behandlungsmaßnahmen

1) Regelmäßige Kontrolle von Blutdruck, Pulsfrequenz und Temperatur. Aufstellen der Flüssigkeitsbilanz. Angabe der Zufuhr, Messen der Wasserausscheidung in halb- bis einstündigen Intervallen durch Einlegen eines Blasendauerkatheters. Einführen eines Katheters in die obere Hohlvene zur fortlaufenden Bestimmung des zentralen Venendrucks.

2) Waagrechte Lagerung, evtl. sogar Kopftieflagerung, falls nicht durch andere Erkrankungen kontraindiziert.

3) Vorsichtige Erwärmung, Verbrennungen vermeiden.

4) Sauerstoffzufuhr durch Nasenkatheter.

5) Zur Verminderung der Kapillarpermeabilität und damit zum Versuch, einer Schocklunge vorzubeugen, wird Methylprednisolon (Urbason) in Dosen von 30–40 mg/kg KG empfohlen [89]. Diese Dosen sollen alle 6–12 h wiederholt und nicht länger als 3 Tage verabreicht werden.

6) Auch bei nichtkardiogenen Schockformen ist es neben den spe-

ziellen therapeutischen Maßnahmen oft notwendig, medikamentös
den Blutdruck anzuheben, um die Durchblutung lebenswichtiger
Organe aufrechtzuerhalten und Dauerschäden zu vermeiden. Dazu
eignet sich die i. v.-Dauerinfusion von Dobutamin und Dopamin (s.
S. 10). Es sollen systolische Blutdruckwerte von 90–100 mm Hg angestrebt, aber nicht überschritten werden. Benötigt man einen stärkeren vasokonstriktorischen Effekt, höhere Dosen von Dopamin oder
zusätzliche Gaben von Arterenol (3–5 µg/min) oder Hypertensin
(2,5–10 µg/min). Die Verwendung eines elektronischen Tropfen-
bzw. Volumenzählers ist sinnvoll, die Tropfenfolge richtet sich nach
dem Blutdruckverhalten. Die Wirksamkeit von Arterenol und Hypertensin nimmt bei azidotischer Stoffwechsellage ab.

Arterenol
Verdünnung bei Verwendung von Infusionspumpen mit 50-ml-Sprit-
ze:
10 Amp. (10 mg) auf 50 ml;
Stufe I: 0,6 ml/h = 2 µg/min,
Stufe II: 1,2 ml/h = 4 µg/min,
Stufe III: 3,0 ml/h = 10 µg/min.

Dobutamin
Verdünnung bei Verwendung von Infusionspumpen mit 50-ml-Sprit-
ze:
1 Amp. (250 mg) auf 50 ml;
Stufe I: 0,6 ml/h = 50 µg/min,
Stufe II: 1,2 ml/h = 100 µg/min,
Stufe III: 3,0 ml/h = 250 µg/min.

Dopamin
Verdünnung bei Verwendung von Infusionspumpen mit 50-ml-Sprit-
ze:
4 Amp. (200 mg) auf 50 ml;
Stufe I: 0,6 ml/h = 40 µg/min,
Stufe II: 1,2 ml/h = 80 µg/min,
Stufe III: 3,0 ml/h = 200 µg/min.

Hypertensin
Verdünnung bei Verwendung von Infusionspumpen mit 50-ml-Spritze:
4 Amp. (10 mg) auf 50 ml;
Stufe I: 0,6 ml/h = 2 µg/min,
Stufe II: 1,2 ml/h = 4 µg/min,
Stufe III: 3,0 ml/h = 10 µg/min.
7) Bei länger bestehendem Schock entwickelt sich eine Azidose. Diese sollte bei regelmäßiger Kontrolle des Säure-Basen-Haushalts durch Gabe von Natriumbikarbonat ausgeglichen werden. Einen Anhaltspunkt für die notwendigen Mengen gibt die Formel:
mval Bikarbonat = negativer Basenüberschuß mal Körpergewicht mal 0,3.
8) Bei jedem schweren Schock, ganz gleich welcher Ursache, besteht die Gefahr der Irreversibilität. Die Ursache ist wahrscheinlich in Störungen der Mikrozirkulation mit Aggregation von Thrombozyten und Erythrozyten zu suchen. Dem kann man vorbeugen durch Verbesserung der Fließeigenschaften des Blutes mit Infusion von niedermolekularen Dextranen (Longasteril, Rheomacrodex) oder Einleitung einer thrombolytischen Therapie mit Streptokinase, Urokinase oder Liquemininfusionen.
9) Gradmesser für die Wirksamkeit der Therapie sind die Normalisierung der Blutdruckamplitude, das Wiederingangkommen der Harnausscheidung sowie die Wiedererwärmung der Haut.

5 Frischer Myokardinfarkt

Symptome
Der plötzlich einsetzende drückende und krampfartige *Schmerz* ist unter dem Brustbein lokalisiert. Er strahlt aus in den linken oder in beide Arme, den Kehlkopf, in den linken oder beide Unterkiefer, oft bis in die Schläfen, gelegentlich auch in den Oberbauch. Der Druck ist so stark, daß der Patient glaubt, nicht atmen zu können. Er gibt Vernichtungsgefühl an. Beim älteren Menschen ist der Schmerz oft nicht so ausgeprägt. Er empfindet lediglich ein unangenehmes

Druckgefühl unter dem Brustbein zusammen mit plötzlicher Schwäche, Übelkeit, Erbrechen und plötzlichen Stuhlentleerungen.

Die Haut ist blaß, mit Schweiß bedeckt. Der *Blutdruck* ist gegenüber dem Ausgangswert abgefallen. Die *Pulsfrequenz* ist meist beschleunigt. Das *Blutbild* zeigt eine Leukozytose.

Diagnose

Durch klinisches Bild, Elektrokardiogramm (s. S. 125) und Untersuchung der Serumenzyme CK und CK-MB, SGOT, LDH.

Normalwerte:

CK Männer	10–70 U/l,
CK Frauen	10–60 U/l,
CK-MB	3 U/l,
GOT opt. Männer	18 U/l,
Frauen	15 U/l,
LDH opt.	120–195 U/l.

Ein Untergang von Herzmuskelgewebe kann angenommen werden, wenn es innerhalb von 6–36 h nach dem Schmerzereignis zu einem Anstieg der CK-Gesamtaktivitäten über 160 U/l und einem CK-MB-Anteil von mehr als 6% der CK-Gesamtaktivitäten kommt. Gleichzeitig damit, nur zeitlich etwas später, steigen die Werte der GOT und noch später die der LDH an [40].

Therapie

1) Unterbringung des Patienten auf einer *Intensivbehandlungseinheit* mit ständiger Überwachung von Temperatur, Blutdruck, Pulsfrequenz, EKG, ZVD (durch Einbringen eines Katheters in die obere Hohlvene) und bei größeren Myokardinfarkten auch des enddiastolischen Pulmonalarteriendrucks. So können bedrohliche Rhythmusstörungen wie Kammerflimmern, Asystolie oder eine sich entwickelnde Linksherzinsuffizienz rechtzeitig erkannt und behandelt werden.

2) *Schmerzbekämpfung* mit 0,01–0,02 g Morphium hydrochloricum. Falls Morphium kontraindiziert ist (z. B. bei chronischem Cor pulmonale), 3 ml ADH-Cocktail (je 1 ml Atosil, Dolantin, Hydergin). In letzter Zeit hat sich auch Temgesic (1 Amp. = 0,3 mg) bewährt. Körperliche Ruhigstellung durch anfangs strenge Bettruhe. Seelische Ruhigstellung durch Beschränkung der Besuchszeit und Gabe von Valium morgens 2 bzw. 5 mg, mittags 2 bzw. 5 mg, abends 10 mg.

3) *Thromboembolieprophylaxe:* Zur Ruhigstellung des Herzens müssen Patienten mit Myokardinfarkt längere Zeit demobilisiert werden. Das bringt die Gefahr thromboembolischer Komplikationen mit sich. Es gilt als sicher erwiesen, daß diese den Kranken bedrohenden Thromboembolien durch Anwendung von Antikoagulanzien weitgehend vermieden werden können. Infolgedessen erhält jeder Patient mit Myokardinfarkt Antikoagulanzien, sofern nicht Kontraindikationen bestehen. Diese sind: Lebensalter über 70 Jahre (in Zweifelsfällen biologisches Alter wichtiger als Kalenderalter); längerbestehender Hochdruck über 120 mm Hg diastolisch; schwerer Diabetes mellitus; schwerer Leberparenchymschaden; Niereninsuffizienz; chronische Nephritis; gleichzeitiges Vorhandensein einer Endokarditis; Ulkusanamnese mit Blutungen in den letzten 2 Jahren; hämorrhagische Diathese; innerhalb der letzten 2 Jahre abgelaufener apoplektischer Insult; Gravidität in den ersten 3 Monaten; Zustand nach Arterienpunktion vor 3–5 Tagen. – Wenn keine der genannten Kontraindikationen besteht, beginnt man mit einer i.v.-Injektion von 10000 USP-E Heparin (Liquemin, Thrombophob); daran schließt sich eine Dauertropfinfusion von 30000 USP-E in 24 h an. Die Heparininfusion wird so lange fortgesetzt, bis eine gleichzeitig begonnene Therapie mit Cumarinen (Marcumar, Sintrom, Tromexan) den Quick-Wert auf 15–25% gesenkt hat. Die gebräuchliche Anfangsdosis von Marcumar beträgt 1 Tbl./10 kg KG. Man gibt am 1. Tage diese Anfangsdosis (meist 5–7 Tbl.), am 2. Tag 3 Tbl., am 3. Tag 1 Tbl. Am 4. Behandlungstag wird die Prothrombinzeit kontrolliert und die weitere Marcumardosis danach ausgerichtet. – Bei Patienten, die das 70. Lebensjahr überschritten haben, kann man, wenn nicht andere grobe Kontraindikationen vorliegen, eine „gemilderte" Thromboembolieprophylaxe durchführen. Sie erhalten 12stündlich 1 Injektion Heparin-Dihydergot. Wenn auch diese Maßnahme kontraindiziert erscheint, kann man Azetylsalizylsäure (Colfarit, Godamed) als Thrombozytenaggregationshemmer geben. – Daneben sind natürlich die üblichen pflegerischen Thromboseprophylaxen zu praktizieren.

4) *Thrombolyse als Versuch, den Untergang von Herzmuskelgewebe klein zu halten:*
Die Statistik zeigt, daß vorbestehende andere Organerkrankungen und höheres Lebensalter die Prognose des Kranken mit Myokardinfarkt ungünstig be-

einflussen. Entscheidend wird aber die Prognose durch die Infarktgröße bestimmt. Ein Untergang von 90 g Herzmuskelgewebe und mehr führt zum Tod, entweder sofort oder in den ersten Tagen. Das gilt auch für Kranke mit Mehrfachinfarkten der insgesamt gleichen Größenordnung. Patienten mit einem Gewebsuntergang von weniger als 50 g haben dagegen eine relativ gute Prognose, falls man durch Intensivüberwachung einen akuten Tod durch Rhythmusstörungen verhütet und falls das erhaltene nicht von Nekrose betroffene Herzmuskelgewebe nicht vorgeschädigt ist. Mit einigen Einschränkungen kann man sagen: Unter den Bedingungen einer Intensivbehandlung wird die Prognose des Infarkts weitgehend von seiner Größe bestimmt. Da bei einem Infarktgeschehen der Untergang von Muskelgewebe häufig in Schüben verläuft, in jedem Fall einige Stunden bis zur vollen Ausdehnung braucht [117, 121], hat man in den ersten Stunden nach Infarkteintritt die Möglichkeit, durch therapeutische Maßnahmen den Gewebsuntergang klein zu halten. Es war viele Jahre umstritten, ob es durch fibrinolytische Therapie mit Streptokinase oder Urokinase gelingt, die Perfusion eines thrombotisch verengten oder verschlossenen Koronargefäßes wiederherzustellen. Erst angiographische Untersuchungen vor und nach intrakoronarer Applikation von Fibrinolytika haben gezeigt, daß die Erweiterung und Wiedereröffnung von Koronargefäßen möglich ist. Weitere Untersuchungen [128] ließen erkennen, daß auch die frühere systemische thrombolytische Behandlung, innerhalb der ersten 6 h nach Infarkteintritt angewandt, in einem hohen Prozentsatz die gestörte Perfusion wiederherstellt und dadurch mit großer Wahrscheinlichkeit den Gewebsuntergang klein hält. Dabei hat sich die neuere hochdosierte i.v.-Kurzzeitinfusion von Streptokinase gegenüber der früheren Langzeitinfusion als genauso wirksam und sogar gefahrloser erwiesen.

Wenn das Infarktereignis nicht länger als 6 h zurückliegt und keine Kontraindikationen (s. S. 90) bestehen, sollte eine thrombolytische Behandlung eingeleitet werden. Folgendes Vorgehen hat sich bewährt:

250 000 E Streptokinase in 50 ml 0,9%iger NaCl-Lösung innerhalb von 20 min i. v., danach 250 000 E Streptokinase in 50 ml 0,9%iger NaCl-Lösung innerhalb von 10 min i. v., danach 1 000 000 E Streptokinase in 30 ml 0,9%iger NaCl-Lösung innerhalb von 30 min i. v.

Daran schließt sich eine Thromboembolieprophylaxe an.

Nach jeder thrombolytischen Behandlung sollte zur Erfolgsdokumentation innerhalb von Tagen eine Koronarangiographie mit Ventrikulographie durchgeführt werden. Auch lassen sich so Restenosierungen erkennen, die dann rechtzeitig einer Katheterdilatation bzw. Bypassoperation zugeführt werden können.

16

5) Nach bisherigen Erfahrungen ist die Gabe von *β-Rezeptorenblokkern* nur dann gerechtfertigt, wenn – nachgewiesen durch rechtsventrikuläre Druckmessungen und Berechnung des Herzzeitvolumens – ein hyperdynamer Kreislauf nachgewiesen wird [25].

6) *Herzinsuffizienz:* Die Linksherzinsuffizienz begleitet den großen und nicht selten auch den mittelgroßen Myokardinfarkt, besonders bei älteren Menschen mit vorgeschädigtem Herzmuskel. Sie äußert sich klinisch durch Hyperpnoe, Hörbarwerden von feuchten RG's über den Lungen und Symptome der Lungenstauung im Röntgenbild. Den frühesten Hinweis vermittelt der Anstieg des Lungenkapillardrucks bzw. des enddiastolischen Pulmonalarteriendrucks, der etwa dem linksventrikulären Füllungsdruck gleichgesetzt werden kann.

Die Therapie der Wahl zur raschen Beseitigung der Linksherzinsuffizienz ist die Gabe von Nitroglyzerin oder Isosorbiddinitrat, in der Klinik am besten in Form einer i. v. Dauerinfusion. Die Dosen liegen für Nitroglyzerin zwischen 3 und 6 mg/h, für Isosorbiddinitrat zwischen 2 und 7 mg/h [25, 93]. Unter dieser Medikation kommt es zum Absinken eines erhöhten linksventrikulären Füllungsdrucks, zum Ansteigen eines vorher erniedrigten Herzzeitvolumens und zur raschen Rückbildung der klinischen Symptome. Über einen in der A. pulmonalis liegenden Swan-Ganz-Katheter kann die Wirkung dieser Behandlung überwacht und gesteuert werden. Später können die i. v.-Infusionen durch orale Gaben von Isosorbiddinitrat oder auch Nitroglyzerin ersetzt werden. Gelegentlich erweist sich eine Kombination mit einer Dobutamin-Dopamin-Infusion mit den auf S. 24 angegebenen Dosen als erfolgreich. – Gleichzeitig damit sollte der Patient ein Herzglykosid in ausreichender Dosis bekommen: Digoxin (Lanicor, Digacin), *β*-Acetyldigoxin (Novodigal) oder *β*-Methyldigoxin (Lanitop). Unerläßlich ist die Glykosidgabe bei Patienten mit begleitendem Vorhofflimmern und Tachyarrhythmie der Kammern (s. S. 99). – Zusätzlich ein Diuretikum, wobei Furosemid (Lasix) wegen seines raschen Wirkungseintritts zu bevorzugen ist.

Wegen des günstigen Einflusses auf die Hämodynamik bewährt es sich, bei Patienten mit großen, frischen Myokardinfarkten vorsorglich Nitrate zu verabreichen (3- bis 4stündlich 10 mg Isosorbiddinitrat) und/oder Kalziumblocker (Adalat, Dilzem), besonders wenn gleichzeitig eine Hypertonie besteht.

7) 10–15% der Patienten mit frischem Myokardinfarkt erleiden einen *kardiogenen Schock.* Mit einer Letalität von 90% ist er die bedrohlichste Komplikation. Deuten ein Ansteigen der Pulsfrequenz, Verkleinerung der Blutdruckamplitude, Rückgang der Harnausscheidung und Kühlwerden der Haut und Extremitäten auf einen sich entwickelnden Schock hin, sollte sofort mit der Therapie (s. S. 10) begonnen werden.

8) Bei einer sich akut oder langsam entwickelnden AV-Leitungsstörung II. oder III. Grades (partieller oder totaler AV-Block), wie sie vor allem bei Hinterwandinfarkten auftreten kann, empfiehlt es sich, eine Katheterelektrode in den rechten Ventrikel einzulegen, so daß man jederzeit Bradykardien oder Asystolien durch elektrische Reizung überbrücken kann. Die Katheterelektrode wird perkutan oder nach Venae sectio durch die V. basilica der linken oder rechten Ellenbeuge in die rechte Herzkammer eingeführt. Die V. subclavia ist bei einem unter Antikoagulanzien stehenden Patienten zur Kathetereinführung weniger geeignet, bei einem Patienten unter thrombolytischer Behandlung verboten. Unipolare Elektroden sollen noch ungefährlicher sein als bipolare. – Gleichzeitige Gaben von 50–100 mg Prednisolon (Soludecortin) bringen, v. a. bei Hinterwandinfarkten, die Leitungsstörung rasch zur Rückbildung. Einen Vorderwandinfarkt begleitende AV-Leitungsstörungen zeigen meist schlechtere Rückbildungstendenz. Will man den Zeitraum bis zum Legen der Katheterelektrode überbrücken, kann man 1 mg Atropin i. v. geben. Alupent ist beim frischen Myokardinfarkt kontraindiziert, da es die ohnehin schon vermehrte Irritabilität des Herzmuskels noch steigert.

9) Die Kammerextrasystolie beim Kranken mit frischem Myokardinfarkt ist Symptom der gesteigerten Irritabilität des Herzmuskels. Mehrere hintereinander oder in die T-Welle des vorangehenden Schlages einfallende Kammerextrasystolen (R-auf-T-Phänomen) sind ein Hinweis auf eine drohende Kammertachykardie bzw. ein Kammerflimmern. Diese Rhythmusstörung ist behandlungsbedürftig. Das dafür derzeit bevorzugte Antiarrhythmikum ist das Lidocain (Xylocain). Es hat eine kurze Wirkungsdauer und muß deshalb kontinuierlich zugeführt werden. Sowie der Monitor Kammerextrasystolen zeigt, sollte der Patient eine 0,2%ige Lidocaininfusion in einer Dosis von 0,5–2,0 ml (10–40 Tropf.)/min intravenös erhalten. Bei

18

ungestörter Nierenfunktion ist die Kombination mit Kaliumchlorid
(z. B. Corafusin mit 40 mval Kaliumchlorid) überlegen [43], die benötigte Lidocainmenge bleibt dadurch kleiner. Kommt es unter der Li-
docain- oder Lidocain-Kaliumchlorid-Infusion dennoch zu einer
Kammertachykardie, kann man zusätzlich einen Lidocainbolus
(1 mg/kg KG) in den Infusionsschlauch injizieren. Bei Problemfällen erweist sich die Infusion von Gilurytmal oder Rytmonorm
manchmal als überlegen. Ist die Kammerextrasystolie beherrscht,
geht man auf ein oral applizierbares Antiarrhythmikum über (Neo-
Gilurythmal, anfangs in einer Dosis von 4stündlich, später 6stünd-
lich und schließlich 8stündlich 20 mg; Mexitil 3mal 100 bis 3mal
200 mg; Tambocor 2mal 100 bis 2mal 200 mg; Xylotocan 3mal
400 mg).

6 Hypertone Krise

Ursachen
Jedes Hochdruckleiden kann zu einem krisenhaften Ansteigen der
Blutdruckwerte führen. Eine häufige Ursache ist die Eklampsie. Im-
mer sollte an ein Phäochromozytom gedacht werden.

Symptome
Plötzliche Kopfschmerzen, Schwindel, Übelkeit, Sehstörungen.

Therapie
Behandlungsziel ist die medikamentöse Senkung des Blutdrucks auf
normale Werte bzw. auf Werte, die der Patient vor Eintritt der Krise
hatte. Es stehen zur Auswahl:
1) 1 Kaps. Adalat (10 mg) zerkauen;
2) 1 Amp. (0,15 mg) Catapresan verdünnt mit 10 ml physiologischer
Kochsalzlösung. Langsame, mindestens 10 min dauernde i. v. Injektion bis zur Drucksenkung;
3) Hypertonalum i. v. in einer Menge von 5 mg/kg KG (1 Amp. enthält 300 mg); als Bolus injizieren;
4) Nepresol als i. v. Dauerinfusion 0,1-0,2 mg/min; besonders bei
EPH-Gestosen gebräuchlich;

5) eine dosierte Senkung des arteriellen Drucks ist durch eine i. v.-Infusion von Natriumnitroprussid (Nipruss) möglich, erfordert aber Intensivüberwachung des Patienten; Dosierung nach der der Packung beigelegten Tabelle;

6) bei Druckerhöhung als Folge eines bekannten oder vermutlichen Phäochromozytoms 5–10 mg Regitin i. v. (1 Amp. enthält 50 mg).

7 Akutes Lungenödem (Asthma cardiale, akute Linksherzinsuffizienz)

Ursachen

Druckerhöhung in den Lungenvenen, z. B. bei Abflußbehinderung aus dem linken Vorhof (Mitralstenose) oder Nachlassen der Muskelkraft des linken Ventrikels mit Zunahme der Restblutmenge (koronare Herzkrankheit, Herzinfarkt, dekompensierte Aortenvitien und Mitralvitien, Hochdruck, Rhythmusstörungen). Seltenere Ursachen sind die Überwässerung bei renaler Insuffizienz, die Lymphabflußbehinderung bei Druckerhöhung im rechten Vorhof und raumverdrängende Prozesse in der Lunge, Störung der Permeabilität der Lungenkapillaren (toxisch, allergisch, entzündlich, bei Urämie), Verminderung des osmotischen oder onkotischen Drucks des Blutes (bei Anämien und Hypoproteinämien) und plötzliche Verminderung des intrathorakalen Drucks (nach Pleurapunktion).

Symptome

Plötzliche heftige Atemnot mit ständigem Hustenreiz, wobei ein wäßrig-schaumiges, blutig tingiertes Sputum abgehustet wird. Hörbares Rasseln. Unruhe des Patienten. Der Blutdruck ist gegenüber dem Ausgangswert meist erhöht, die Pulsfrequenz beschleunigt. Über beiden Lungen mittel- bis großblasige feuchte Rasselgeräusche. In der Thoraxröntgenaufnahme „schmetterlingsförmige" von den Hili ausgehende Verschattung beider Lungen. Erhöhung des ZVD.

Therapie

Spezielle Behandlungsmaßnahmen
Bei einer *Hochdruckkrise* s. S. 19.
Bei allergischem, entzündlichem und toxischem Lungenödem
50-100 mg Prednisolon (Solu-Decortin) i.v., Calcium Sandoz i.v.
(aber nicht zusammen mit Digitalis oder Strophanthin).
Bei Rhythmusstörungen (paroxysmale Tachykardien, Vorhofflattern, Vorhofflimmern) Gabe eines Antiarrhythmikums bzw. elektrische Kardioversion (s. S. 27).

Allgemeine Behandlungsmaßnahmen
1) Beruhigung des Patienten durch menschliche Führung, unter-
stützt durch 10 mg Valium i.v. oder i.m. Nicht überstürztes, aber ra-
sches und folgerichtiges Handeln beruhigt den Patienten oft am meisten.
2) Lagerung des Patienten mit aufgerichtetem Oberkörper, Beine tief
(Herzbett). Eventuell unblutiger Aderlaß durch Anlegen von Blut-
druckmanschetten an beiden Oberschenkeln mit einem Druck von
40-60 mm Hg.
3) Sauerstoffatmung durch Sauerstoffbrille. Eventuell Überdruckbe-
atmung (Bird-Respirator).
4) Medikamentös:
a) Bei grazilen Patienten 0,01 g, bei normalgewichtigen oder kräfti-
gen Patienten 0,02 g Morphium i.m. Man kann auch eine Mischspritze von 10 mg Morphium, 0,5 mg Atropin und 30 mg Papaverin
geben. Morphium ist nur dann kontraindiziert, wenn der Patient eine chronische Ateminsuffizienz hat. Dabei würde sich die depressive
Wirkung des Morphiums auf das Atemzentrum unheilvoll auswir-
ken (Gefahr der CO_2-Narkose!). Wenn man sich nicht im klaren ist,
ob gleichzeitig noch eine chronische Ateminsuffizienz besteht, an
Stelle von Morphium eine Mischspritze von Atosil, Dolantin und
Hydergin je 1 ml.
b) Zur Behandlung der akuten Linksherzinsuffizienz auch ohne
Myokardinfarkt hat sich die Infusion von Nitroglyzerin (3-6 mg/h)
oder Isosorbiddinitrat (2-7 mg/h) bewährt (s. S. 17).
c) Der Patient sollte ein Herzglykosid erhalten, wobei man eine
schnelle Aufsättigung innerhalb von 24 h anstrebt. Zum Beispiel

3mal 0,4 mg Lanitop i.v. Auch Strophanthin i.v. mit einem Vollwirkspiegel von 0,5–0,6 mg (2mal 0,25 mg i.v.) ist wegen seines raschen Wirkungseintritts noch immer ein souveränes Glykosid. – Erhielt der Patient bereits vor Eintritt des Lungenödems regelmäßig ein Herzglykosid, gibt man am besten eine weitere Dosis des gleichen Glykosids, aber i.v. Falls das entsprechende Glykosid nicht intravenös appliziert werden kann oder nicht greifbar ist, wählt man ein Glykosid, das in Wirkungseintritt und Wirkungsdauer dem vorher verabreichten ähnlich ist. Hat der Patient begleitend oder als Ursache eine Tachyarrhythmia absoluta bei Vorhofflimmern, sollte man auf jeden Fall ein mittel- oder noch besser langwirkendes Digitalisglykosid geben; z.B. Lanicor, Digacin, Novodigal, Lanitop oder Digimerck, bis sich die Herzfrequenz normalisiert (Dosierung s. S.101).

d) Diuretikum, am besten 1–2 Amp. (20–40 mg) Lasix i.v.

e) Es hat sich in den letzten Jahren als zweckmäßig erwiesen, bei jeder Form eines Lungenödems zusätzlich 50–100 mg Prednisolon (Soludecortin) i.v. zu injizieren.

f) Bei gut einsetzender Diurese erübrigt sich meist ein Aderlaß. Wenn jedoch die Halsvenen dick gestaut sind, sollte man auf diese ungewöhnlich rasch wirkende Maßnahme nicht verzichten. Oft läßt das Lungenödem bereits während des Aderlasses nach. Entnahme von 300–500 ml aus einer Kubitalvene. Bei akut bedrohlichen Zuständen kann man die genannte Blutmenge auch aus der A. femoralis entnehmen (Injektionsnadel mit Schlauch).

5) Nach Beseitigung des Lungenödems bedarf der Patient weiterhin der Überwachung, am besten auf einer Intensivbehandlungseinheit, sowie einer kontinuierlichen Behandlung der dem Lungenödem zugrundeliegenden Krankheit.

8 Chronische Herzinsuffizienz

Eine Herzinsuffizienz liegt vor, wenn das Herz das ihm angebotene Blut nicht mehr fördern kann. Dafür gibt es mehrere *Ursachen:*
1) Extreme Bradykardie, z.B. bei AV-Block oder sinuatrialem Block oder Bradyarrhythmia absoluta. Trotz größtmöglichem Schlagvolu-

men kann das Herz das notwendige Herzzeitvolumen nicht aufbringen.

2) Extreme Tachykardie, z.B. bei paroxysmalen Tachykardien, Tachyarrhythmia absoluta bei Vorhofflimmern. Die kurze Diastole gestattet keine ausreichende Füllung.

3) Hämodynamische Herzinsuffizienz. Der Herzmuskel ist den ihm gestellten Anforderungen nicht mehr gewachsen:

a) bei vermehrter Druckbelastung des Herzens bei Klappenstenosen oder erhöhtem peripheren Widerstand (z.B. Pulmonalstenose, Aortenstenose, pulmonaler Hochdruck, Hochdruck);

b) bei vermehrter Volumenbelastung des Herzens (z.B. Vorhofseptumdefekt mit Links-rechts-Shunt, Aorteninsuffizienz, arteriovenöse Fistel, großer offener Ductus Botalli, Anämie, Hyperthyreose);

c) die an das Herz gestellten Anforderungen sind normal, aber die Kraft des Herzmuskels ist vermindert als Folge einer Herzmuskelerkrankung, entzündlich (Myokarditis) oder im Rahmen der koronaren Herzkrankheit bzw. bei einem Myokardinfarkt.

Meist betrifft die hämodynamische Herzinsuffizienz den kleinen *und* den großen Kreislauf. Es gibt aber auch eine vorwiegende „Linksinsuffizienz" (z.B. bei Hochdruck oder Aortenvitien) und eine vorwiegende „Rechtsinsuffizienz" (z.B. chronisches Cor pulmonale, Pulmonalstenose).

Therapie

Bei **1)** Beschleunigung der Herzfrequenz, entweder medikamentös mit Alupent oder Atropin oder physikalisch mit Anwendung der elektrischen Stimulation (s. S. 5).

Bei **2)** Normalisierung der Herzfrequenz (s. S. 27). Bei chronischem Vorhofflimmern mit Tachyarrhythmie der Kammern Digitalisbehandlung mit rascher oder mittelschneller Aufsättigung (s. S. 101).

Bei **3a)** und **b)** Beseitigung der Ursache (Sprengung von Klappenstenosen, Senkung des Blutdrucks, operative Beseitigung von Kurzschlüssen, Behebung einer Anämie, Behandlung einer Hyperthyreose, Behandlung der einem chronischen Cor pulmonale zugrundeliegenden Lungenerkrankung).

Bei **3c)** („primär" muskuläre Herzinsuffizienz):
- Seelische und körperliche Ruhigstellung; sie vermindert die dem Herzen abverlangte Leistung.

- Verminderung der Blutmenge durch Aderlaß (nur in ganz akuten Fällen) und/oder diuretische Behandlung (Lasix 20–1000 mg pro Tag, Aldactone, Osyrol 100–300 mg pro Tag).
- Natriumarme Kost vermindert die Wassereinlagerung, am besten kombiniert mit Saluretika oder Spironolacton.
- Verbesserung der Herzleistung durch Gabe positiv inotrop wirkender Pharmaka. In erster Linie Herzglykoside (s. S.100). Schwerste Herzinsuffizienzen können sich nach Dobutamin-Dopamin-Infusionen entscheidend bessern (Dosierung: Dobutamin 2,5–10 µg/kg KG/min, Dopamin 2–4 µg/kg KG/min [152]).
- Als zusätzliche therapeutische Maßnahme haben sich besonders bei mit starker Herzdilatation einhergehenden Insuffizienzen und bei Herzklappenfehlern mit Regurgitation (Aorteninsuffizienz, Mitralinsuffizienz) ACE- (Angiotensin-Converting-enzyme-) Hemmer bewährt (Lopirin oder Tensobon, beginnend mit täglich 12,5 mg (½ Tbl.), ansteigend bis 2mal 25 mg, am besten kombiniert mit Esidrix).

9 Paroxysmale Tachykardien

Unter einer „paroxysmalen Tachykardie" (p. T.) versteht man eine sprunghaft beginnende und ebenso plötzlich endende Beschleunigung der Herzfrequenz. Sie kann Sekunden, Minuten, mehrere Tage und in seltenen Fällen noch länger dauern. Die Herzfrequenz bewegt sich zwischen 150 und 250/min. Ausnahmen kommen vor. Frequenzen über 250/min werden besonders bei Kindern und Säuglingen beobachtet. Bei älteren Menschen kommen Kammertachykardien mit Frequenzen unter 150/min vor. Jedoch ist bei Tachykardien unter 150/min immer zu erwägen, ob es sich um eine (nichtparoxysmale) Sinustachykardie handelt, die extrakardial (z.B. bei Fieber, schweren Allgemeinerkrankungen, Hyperthyreose, Kreislaufschock, emotionell) oder kardial (z.B. bei Peri-, Myo- oder Endokarditis, Herzinsuffizienz) ausgelöst sein kann.

Tabelle 1. Elektrokardiographische Unterscheidungsmerkmale der paroxysmalen Tachykardien

<table>
<tr><th>Ursprungsort der Tachykardie</th><th>P-Wellen (Extremitäten-EKG)</th><th>QRS-Gruppen</th><th>rhythmisch</th><th>arrhythmisch</th></tr>
<tr>
<td>1) Supraventrikuläre p. T. (Vorhöfe, AV-Knoten)</td>
<td>P meist verformt oder nach unten gerichtet</td>
<td rowspan="4">Nicht verbreitert und nicht verformt, wenn nicht vorher eine intraventrikuläre Leistungsstörung bestand oder als Tachykardiefolge hinzugetreten ist</td>
<td>+</td>
<td></td>
</tr>
<tr>
<td></td>
<td></td>
<td>+</td>
<td>(+)</td>
</tr>
<tr>
<td>2) Paroxysmales Vorhofflattern mit hoher Kammerfrequenz</td>
<td>P-Wellen fehlen. Flatterwellen <400/min</td>
<td></td>
<td>+</td>
</tr>
<tr>
<td>3) Paroxysmales Vorhofflimmern mit Tachyarrhythmie der Kammern</td>
<td>P-Wellen fehlen. Flimmerwellen- >400/min</td>
<td></td>
<td>+</td>
</tr>
<tr>
<td>4) Ventrikuläre p. T.</td>
<td>P-Wellen erscheinen in normaler Frequenz (langsamer als die Kammerfrequenz) oder fehlen bei Vorhofflimmern.</td>
<td>Verbreitert und verformt</td>
<td>+</td>
<td></td>
</tr>
<tr>
<td>5) Kammerflimmern</td>
<td>P-Wellen fehlen</td>
<td>Unregelmäßige, verbreiterte und verformte Wellen</td>
<td></td>
<td></td>
</tr>
<tr>
<td>6) Extrasystolische p. T., supraventrikulär</td>
<td>P-Wellen wie bei 1)</td>
<td>QRS wie bei 1)</td>
<td>(+)</td>
<td>+</td>
</tr>
<tr>
<td>Ventrikulär</td>
<td>P-Wellen wie bei 4)</td>
<td>QRS wie bei 4)</td>
<td>(+)</td>
<td>+</td>
</tr>
</table>

Je nach dem Ursprungsort unterscheidet man supraventrikuläre (Vorhöfe, AV-Knoten) und ventrikuläre (unterhalb des AV-Knotens)

paroxysmale Tachykardien. Zu den supraventrikulären paroxysmalen Tachykardien rechnet man das paroxysmale Vorhofflattern mit hoher Kammerfrequenz und das paroxysmale Vorhofflimmern mit Tachyarrhythmie der Kammern. Sinngemäß ordnet man der ventrikulären p. T. das Kammerflimmern zu. Die Lokalisation des Erregungsbildungszentrums der p. T. ist für eine gezielte Behandlung Voraussetzung. Sie wird durch das EKG ermöglicht. Tabelle 1 gibt die wichtigsten elektrokardiographischen Unterscheidungsmerkmale wieder [33].

Die supraventrikulären p. T. kommen vorwiegend bei Patienten vor, bei denen mit den üblichen Untersuchungsmethoden keine organische Herzkrankheit nachzuweisen ist. Eine Ausnahme macht die sog. „Vorhoftachykardie mit AV-Block". Sie ist meist Begleitsymptom einer Herzmuskelerkrankung. Paroxysmales Vorhofflattern und -flimmern sind fast immer Folge einer Herzerkrankung (Mitralvitien, koronare Herzkrankheit), einer Hyperthyreose oder eines toxischen Adenoms der Schilddrüse und kommen bei dem „Syndrom des kranken Sinusknotens" vor. Auch der ventrikulären p. T. und dem Kammerflimmern liegen in der Regel organische Herzerkrankungen zugrunde. Die extrasystolische p. T. kommt häufiger bei Herzkranken (besonders im Rahmen der koronaren Herzkrankheit) als bei Herzgesunden vor.

Tabelle 2. Klinische Unterscheidungsmerkmale zwischen supraventrikulärer und ventrikulärer p. T.

	Supraventrikuläre p. T.	Ventrikuläre p. T.
1) Der 1. Herzton ist	unauffällig	meist gedoppelt, gelegentlich auch der 2. Herzton
2) Die Lautstärke des 1. Herztons ist	gleichbleibend	stark wechselnd, einzelne Kanonenschläge
3) Die Pulse der oberflächlichen Arterien sind	äqual	inäqual, so daß palpatorisch der Eindruck einer Arrhythmie entstehen kann, während auskultatorisch die Herzaktion regelmäßig ist

Für die Therapie ist es wichtig, die supraventrikulären Formen der
p. T. von den ventrikulären Formen zu trennen. Steht kein Elektro-
kardiograph zur Verfügung, so können gelegentlich klinische Merkmale eine diagnostische Trennung ermöglichen (Tabelle 2).

Therapie im Anfall

Supraventrikuläre paroxysmale Tachykardie

1) Wenn sich ein Vagusreiz nicht zuvor bereits als wirkungslos erwiesen hat, sollte man ihn versuchen (in Form eines Preßversuchs oder
durch Druck auf den Karotissinus). Hilft ein Preßversuch, so hat der
Patient eine Möglichkeit, sich bei einem Rezidiv selbst zu helfen.
2) Hilft ein Vagusreiz nicht oder ist schon als wirkungslos bekannt,
versucht man eine *medikamentöse Behandlung:* Isoptin 1 Amp. i. v.
Bei diesem Medikament setzt die Wirkung meist erst einige min
nach Ende der Injektion ein. Ebenso wirksam ist Gilurytmal 10 ml
(50 mg) langsam (1 ml in 1–2 min) i. v. Während der Gilurytmalinjek-
tion sollte man den Puls bzw. das EKG kontrollieren. Meist tritt die
Wirkung erst nach 6–8 ml ein. Ist der normale Rhythmus wieder hergestellt, gibt man vorsorglich noch einen weiteren ml und beendet
dann die Injektion. – Wichtig ist, daß von den genannten oder anderen Antiarrhythmika immer nur *eine* Injektion vorgenommen wird.
Wiederholte Injektionen des gleichen oder verschiedener Antiarrhythmika führen in toxische Bereiche. Wenn eine medikamentöse
Maßnahme nicht zum Erfolg führt, dann sollte
3) die *elektrische Kardioversion* durchgeführt werden. Sie wird in einer Kurznarkose vorgenommen. Für den Erwachsenen liegt die notwendige Strommenge etwa bei 300 W/s.

Paroxysmales Vorhofflattern oder Vorhofflimmern mit hoher Kammerfrequenz

1) Besteht die Rhythmusstörung nicht länger als 24 h, so ist ein *medi-
kamentöser Behandlungsversuch* noch sinnvoll: Isoptin 1 Amp. i. v.
Auch dabei erfolgt der Umschlag in den normalen Rhythmus oft erst
einige Minuten nach Ende der Injektion. – Bei längerer Dauer der
Rhythmusstörung ist eine medikamentöse Behandlung in der Regel
wirkungslos. Mittel der Wahl ist die

2) *elektrische Kardioversion* in Kurznarkose mit etwa 300 W/s beim Erwachsenen. Bei etwa 80% der Patienten läßt sich der normale Rhythmus wieder herstellen. – Liegt dem Vorhofflattern oder Vorhofflimmern eine chronische Herzinsuffizienz zugrunde, ist die Rhythmusstörung durch die obengenannten Maßnahmen seltener zu beheben. Mittel der Wahl ist in diesen Fällen die Behandlung mit einem mittelfristig oder langwirkenden Herzglykosid.

3) Einem paroxysmalen Vorhofflattern oder Vorhofflimmern sollte sich gleich die Intervallbehandlung anschließen, da sonst ein baldiges Rezidiv zu befürchten ist. Mittel der Wahl sind: Chinidin (Chinidin-Duriles 2–4 Drg.) oder die Kombination von Chinidin und Verapamil (Cordichin). Bei Chinidinunverträglichkeit Clinium 3- bis 4mal 1 Tbl. oder Cordarex 8–10 Tage 3mal 200 mg, dann täglich 1mal 200 mg mit Pause Samstag/Sonntag.

Ventrikuläre paroxysmale Tachykardie

1) Auch hier kann man einen Vagusreiz versuchen (Pressen, einseitiger Karotissinusdruck).

2) *Xylocain* 2–5 ml der 2%igen Lösung langsam (1 ml in 1–2 min) i. v. unter Kontrolle des Pulses oder des EKG. Gleich wirksam ist *Gilurytmal* 10 ml (50 mg) langsam i. v.

3) Bei Versagen der medikamentösen Behandlung *elektrische Kardioversion* in Kurznarkose 300 W/s.

Kammerflimmern

Äußere Herzmassage, Mund-zu-Nase-Beatmung, transthorakale elektrische Defibrillation (s. S. 3).

Extrasystolische paroxysmale Tachykardie, supraventrikulär und ventrikulär

1) Bei supraventrikulären Formen: 1 Amp. Isoptin i. v.

2) Bei rein ventrikulären Formen: Xylocain 2–5 ml der 2%igen Lösung langsam i. v.

3) Bei gemischten Formen (supraventrikulär und ventrikulär) Gilurytmal 10 ml = 50 mg langsam i. v., da es sowohl supraventrikulär als auch ventrikulär wirkt, oder Rytmonorm 10–20 ml = 35–70 mg langsam i. v. – Bei der ventrikulären Extrasystolie des Infarktkranken Xylocain 0,2%ig 10–40 Tropf./min oder Gilurytmal (s. S. 18).

Therapie im Intervall

Wenn paroxysmale Tachykardien in großen zeitlichen Intervallen – etwa 6–12 Monate – auftreten, oder aber, wenn die Anfälle nur kurz dauern und spontan verschwinden, kann man sich mit der Behandlung des Anfalls begnügen bzw. den Patienten vorsorglich mit dem Medikament versorgen, das sich dabei als wirksam erwiesen hat. Kommen die Anfälle jedoch häufiger und enden nicht spontan, sollte eine Intervallbehandlung eingeleitet werden. Dafür haben sich besonders bewährt: für die supraventrikulären Formen Isoptin 2mal 40 bis 3mal 80 mg, Neo-Gilurytmal 2mal 20 bis 4mal 20 mg, Rytmonorm 2mal 150 bis 2mal 300 mg (bei Problemfällen zusammen mit Digitoxin in ausreichender Dosis), notfalls ein Chinidinpräparat; bei den ventrikulären Formen Neo-Gilurytmal 2- bis 4mal 20 mg, Mexitil 2mal 100 bis 3mal 200 mg, Rytmonorm 2mal 150 bis 2mal 300 mg, Tambocor 2mal 100 bis 2mal 200 mg, Xylotocan 3mal 400 mg. In Problemfällen Cordarex 8–10 Tage 3mal 200 mg, dann täglich 1mal 200 mg mit Pause Samstag/Sonntag.

10 Extrasystolie

Extrasystolen, v.a. Kammerextrasystolen, können bei jedem organisch herzgesunden Menschen auftreten. Sie erscheinen dann meist in Ruhe und verschwinden nach einer Beschleunigung der Pulsfrequenz.

Andererseits kann eine Extrasystolie Symptom einer Erkrankung des Herzmuskels sein. Zum Beispiel Vorhofextrasystolen als Vorboten eines Vorhofflimmerns bei Mitralvitien, Hyperthyreose oder koronarer Herzkrankheit; Kammerextrasystolen bei Myokarditis, koronarer Herzkrankheit und v.a. Herzinfarkten; wenn sie hintereinander einfallen, als Vorboten eines drohenden Kammerflimmerns. Die Behandlung derartiger Extrasystolen ist dann zugleich Prophylaxe eines drohenden Vorhofflimmerns oder eines drohenden Kammerflimmerns.

Bei den nur in Ruhe auftretenden Formen herzgesunder Menschen genügt oft eine medikamentös ausgelöste Beschleunigung der Pulsfrequenz, um die Extrasystolie zum Verschwinden zu bringen; z. B. Bellafolin für den Tag, Belladenal für die Nacht.

Zur Therapie der anderen Formen bewährt sich folgendes Vorgehen: Bei supraventrikulären Extrasystolen des älteren Menschen genügt oft die Behandlung mit einem mittelfristig bis langwirkenden Herzglykosid. Sonst 2mal 40 bis 3mal 80 mg Isoptin oder 2mal 150 bis 2mal 300 mg Rytmonorm oder 2- bis 4mal 20 mg Neo-Gilurytmal. Bei ventrikulären Formen 2- bis 4mal 20 mg Neo-Gilurytmal, 2mal 100 bis 3mal 200 mg Mexitil, 2mal 100 bis 2mal 200 mg Tambocor oder 3mal 400 mg Xylotocan, nur in Problemfällen Cordarex. Bei der Kammerextrasystolie des Patienten mit frischem Myokardinfarkt s. S. 18. – Eine Kammerextrasystolie auf dem Boden einer extrem langsamen Grundfrequenz verschwindet oft nach Anhebung der Frequenz durch einen entsprechend programmierten elektrischen Schrittmacher.

11 Lungenembolie

Ursachen
Thrombenbildung meist in Venenplexus der unteren Körperhälfte (Beine, Unterbauch), Thrombenbildung im rechten Vorhof bei Erweiterung oder Vorhofflimmern, wandständig im rechten Ventrikel (Myokarditis) und in der A. pulmonalis bei Pulmonalsklerose.

Symptome
Plötzliches starkes Druckgefühl im Brustkorb, Retrosternalschmerz, Atemnot, Kollaps, der in einen Kreislaufschock übergehen kann, dementsprechend Verkleinerung der Blutdruckamplitude, Tachykardie, Haut blaß-zyanotisch, kühl und schweißbedeckt, starke Füllung der Halsvenen, evtl. Pleuraschmerz. Die Symptomatik variiert mit dem Ausmaß der Verlegung der Lungenstrombahn.

Diagnose

Mit Hilfe der Anamnese (vorbestehende Thrombose oder zumindest längere Bettruhe, vorbestehende Herzkrankheit, Zustand nach Operation oder Entbindung), des klinischen Bildes, des EKG (Nachweis einer McGinn-White-Kurve, s. S.135), des Röntgenbilds (Zwerchfellhochstand der betroffenen Seite, Avaskularität des befallenen Lungenbezirks), des Lungenszintigramms und des angiographischen Befundes. Die Symptome eines Lungeninfarkts bilden sich oft überhaupt nicht oder erst später aus.

Therapie

1) Ruhigstellung durch i.m. Gabe von ADH (Atosil-Dolantin-Hydergin je 1 ml).

2) Sauerstoffatmung durch Nasensonde oder Brille.

3) Die Lungenstrombahn muß wieder freigemacht werden. Voraussetzung sind eine sichere Diagnose und Lokalisation des Embolus. Das gelingt nur durch die Lungenangiographie über einen in den Hauptstamm der A. pulmonalis eingeführten Katheter. Je nach Größe und Sitz des Embolus, Zustand des Patienten und operativen Möglichkeiten kann dann entschieden werden, ob eine *operative Entfernung des Embolus* oder eine *thrombolytische Behandlung* in Frage kommen. Dabei sollte die Injektion der Streptokinase- oder Urokinaseinitialdosis (s. S.90) der Injektion von 50 mg Solu-Decortin unmittelbar folgen. Der Angiographiekatheter sollte liegen bleiben, damit man den Behandlungserfolg kontrollieren kann. Nach erfolgreicher Thrombolyse wird eine Antikoagulation mit Liquemin und später Marcumar angeschlossen.

4) Das begleitende Schocksyndrom verschwindet, sobald die arterielle Lungenstrombahn wieder frei wird.

5) Bei Pleuraschmerz infolge Entwicklung eines Lungeninfarkts Dicodid oder Acedicon. Bei Sekundärinfektion des Lungeninfarkts Antibiotika.

6) Die Emboliequelle muß gesucht (Phlebographie) und gesondert behandelt werden.

12 Akuter arterieller Verschluß [61]

Ursachen

Akute arterielle Gefäßverschlüsse entstehen 1) durch Embolien bei Herzerkrankungen (Vorhofthromben bei Mitralstenose, absolute Arrhythmie bei Vorhofflimmern, Endokarditiden, wandständige Thromben in der linken Herzkammer bei Myokarditis oder Myokardinfarkt, paradoxe Embolien bei Vorhofseptumdefekt) sowie durch Loslösung wandständiger Gefäßthromben größerer arterieller Gefäße und 2) durch lokale arterielle Thrombosen bei arteriosklerotischer oder entzündlicher Gefäßerkrankung.

Symptome

Im Bereich der Durchblutungsstörung plötzlicher heftiger Schmerz, verbunden mit Kältegefühl und Parästhesien, gefolgt von völligem Ausfall der Sensibilität und Motilität. Fehlen der arteriellen Pulsation. Die Haut ist kalt und blaß-zyanotisch. Im Gegensatz zur Phlegmasia coerulea fehlt ein Ödem.

Diagnose

Prüfung der Pulsation oberflächlich liegender Arterien, Untersuchung mit der Doppler-Sonde, notfalls Angiographie.

Therapie

Bei jedem akuten arteriellen Gefäßverschluß ist zunächst zu prüfen, ob eine Beseitigung des Verschlusses durch chirurgische Maßnahmen oder Gefäßdilatation möglich ist. Diese haben gegenüber konservativen Behandlungsmaßnahmen den Vorrang. Eine genaue Lokalisation des Verschlusses mittels Ultraschall-Doppler-Sonographie und evtl. zusätzlicher Angiographie ist für eine zielgerichtete chirurgische Behandlung Voraussetzung. Falls eine thrombolytische Behandlung geplant ist, sollten jedoch Arterienpunktionen nach Möglichkeit vermieden werden. Kommt ein chirurgisches Vorgehen nicht in Betracht, wegen der Lokalisation des Verschlusses oder wegen gleichzeitig bestehender schwerer Allgemeinerkrankungen, so sind folgende konservative Maßnahmen durchzuführen:

1) Schmerzbekämpfung mit Opiaten (z. B. Morphium hydrochloricum 0,02 g oder Fortral oder 3 ml ADH (je 1 ml Atosil, Dolantin und Hydergin).

2) Lagerung der Extremität: waagrecht oder leicht herabhängend auf Watte gelagert und durch Bettenbügel geschützt. Keine Wärmeanwendung.

3) Wenn keine Kontraindikation besteht, thrombolytische Behandlung (s. S. 88). Sie ist um so erfolgreicher, je früher sie begonnen wird [48, 68, 126].

4) Diagnostik und Therapie der dem Gefäßverschluß zugrundeliegenden Krankheit.

13 Beinvenenthrombose

Symptome

Bei der *oberflächlichen Venenthrombose* wird der thrombotisch verhärtete Venenstrang tastbar, er ist druckschmerzhaft, die Umgebung gerötet. Ein Ödem der betreffenden Extremität ist nicht obligat. Die *tiefe Phlebothrombose* beginnt mit Schmerzen im Verlauf der erkrankten Vene, Spannungsgefühl, Druckschmerz der Muskulatur, schmerzhafter Dorsalflexion des Fußes, Entwicklung eines Ödems bei tastbaren Fußpulsen, Anstieg der Pulsfrequenz, subfebrilen Temperaturen, leichter Beschleunigung der BKS.

Bei der *Phlegmasia coerulea dolens* entwickelt sich eine thrombotisch-venöse Abflußbehinderung des ganzen Beines (meist Verlegung der V. femoralis oder V. iliaca). Innerhalb weniger Minuten wird das Bein zyanotisch und ödematös. Der Patient klagt über heftige Schmerzen. Die Fußpulse verschwinden, so daß die Differentialdiagnose gegenüber einem arteriellen Verschluß nur durch das Ödem möglich wird. Gelegentlich entwickeln sich Nekrosen.

Therapie

Jede ausgedehnte Venenthrombose der unteren Körperhälfte ist eine lebensbedrohliche Erkrankung. Immer sollte die Möglichkeit eines gefäßchirurgischen Eingriffs geprüft werden. Ist das nicht möglich, Einleitung einer Antikoagulanzien- oder einer thrombolytischen Behandlung.

Bei der *einfachen frischen Beinvenenthrombose*
1) Einleitung einer Antikoagulanzienbehandlung (s. S.93). Diese
wird fortgesetzt, bis sämtliche Symptome verschwunden sind und
der Patient remobilisiert ist. Bei Vorliegen eines nichtoperablen Status varicosus bzw. einer chronischen Phlebothrombose sollte die Antikoagulanzienbehandlung länger, evtl. als Dauerbehandlung fortgeführt werden. Sie verhindert die Bildung weiterer Appositionsthromben und vermindert die Emboliegefahr.
2) Hochlagerung der erkrankten Extremität auf einer Braun-Schiene, feuchte Umschläge bis zum Abklingen des Ödems. Danach Wickeln mit elastischer Binde zur Kompression erweiterter Venen. Entzündungshemmende Mittel, wie z.B. Voltaren 2- bis 3mal 1 Tbl.
täglich sind gut, sollten aber nur mit Vorsicht gegeben werden, wenn
die Patienten gleichzeitig Marcumar erhalten (Antiphlogistika können die Ausscheidung von Dicumarinen verzögern). Antibiotika nur,
wenn die Thrombose bakteriell infiziert ist. Sowie das Ödem ganz
abgeklungen ist, Sitzübungen, später Gehübungen. So erzielt man eine frühe Rekanalisation der erkrankten Venen.
Bei der *Beckenvenenthrombose sowie der Phlegmasia* ist die sofortige
Einleitung einer thrombolytischen Behandlung angezeigt [124]. Sie
sollte etwa 48 h bzw. bis zur Rückbildung der Symptome durchgeführt werden. Erfolgversprechend ist sie meist nur in den ersten
2–5 Tagen nach dem venösen Verschluß, zuweilen aber auch nach einem längeren Zeitraum [144, 145]. Sie wird abgelöst durch eine Liquemininfusion, die man bis zum Abklingen des Ödems beibehalten
soll, erst dann Übergang auf Marcumar.

14 Akutes Asthma bronchiale

Therapie
1) Falls keine Symptome auf eine Ateminsuffizienz mit CO_2-Retention hinweisen (stärkere Zyanose, Benommenheit, flache Atmung,
Abnahme von Atemfrequenz und -tiefe nach Sauerstoffzufuhr), ist
eine Sedierung mit 1 Amp. Atosil i.v., notfalls 2–3 ml Atosil-Dolantin-Hydergin-Cocktail i.m. ratsam.

2) 50–200 mg Solu-Decortin i.v. und 0,2 g Theophyllin (Solosin) langsam i.v.

3) Eine Sauerstoffzufuhr ist angezeigt, sollte jedoch nur durch Sauerstoffbrille oder Nasensonde erfolgen und überwacht werden wegen der Gefahr einer CO_2-Retention (s. S. 37).

4) Bestehen Hinweise auf eine beginnende oder manifeste Rechtsherzinsuffizienz und hatte der Patient noch keine Herzglykoside erhalten, Gabe eines Herzglykosids (s. S. 99).

5) Wiederholte Bird-Inhalationen mit schleimhautabschwellenden Pharmaka (Sultanol, Berotec). Notfalls assistierte Beatmung (s. S. 37).

6) Falls eine mischinfizierte Bronchitis den Asthmaanfall begleitet oder auslöst, Antibiotika (Tetrazykline, Cephalosporine, Ampicillin) und Sekretolytika (Bisolvon).

7) Zur Verhütung weiterer Anfälle: Theophyllin- (Solosin-)Infusionen (3 Amp. zu 0,2 g in 500 ml Lävulose 5%ig mit einer Infusionsdauer von 4–6 h). Fortführung der Behandlung mit Kortikosteroiden in absteigender Dosis. Zur Einsparung von Kortikosteroiden hat sich die lokale Anwendung in Form von Sanasthmyl-Spray (4mal 1- bis 4mal 2 Hübe) bewährt. Zusätzlich 3mal 1- bis 3mal 2 Tbl. Bricanyl oder Berotec. Bei nachgewiesener Allergie ist Intal wirkungsvoll.

15 Ateminsuffizienz bei chronischem Cor pulmonale

Definitionen

Eine *Ateminsuffizienz* besteht, „wenn sich aus primärer oder sekundärer Ursache ein akuter oder chronischer Sauerstoffmangel, evtl. zusätzlich eine Kohlensäureretention, im Blut entwickelt hat" [97]. Unter einem *chronischen Cor pulmonale* versteht man die Reaktion des Herzens auf eine durch chronische Lungenerkrankung bedingte Druckerhöhung im arteriellen Teil des Lungenkreislaufs.

Symptome

Zyanose der Haut und Schleimhäute, die bei gleichzeitig bestehender Anämie fehlen kann, getrübtes Sensorium, frequente, aber flache Atmung, Tachykardie, häufig Polyglobulie, Uhrglasnägel, Zeichen der Rechtsherzinsuffizienz mit gestauten Halsvenen, Leberstauung und Ödemen.

Diagnose wird ermöglicht durch:

a) Röntgenbild zur Beurteilung der zugrundeliegenden Lungenerkrankung sowie der Herzform und -größe;

b) EKG zur Beurteilung des Grades der vermehrten Rechtsbelastung des Herzens;

c) arterielle Blutgasanalyse (pO_2, pCO_2, pH-Wert, BE) zur Analyse und Beurteilung des Schweregrades der Ateminsuffizienz;

d) Blutbild und Hämatokrit zur Frage einer begleitenden Polyglobulie.

Therapie

1) Unterbringung auf einer Intensivbehandlungseinheit mit Überwachung von Kreislauf und Atmung.

2) Sauerstoffinsufflation ist notwendig, sollte aber vorsichtig gehandhabt werden. Beginn mit 1 l/min durch Nasenkatheter, je nach Verträglichkeit steigern (bei unkontrollierter O_2-Zufuhr kann der Patient in eine CO_2-Narkose geraten, da die O_2-Mangelimpulse auf das Atemzentrum wegfallen).

3) Bronchialerweiternde und bronchialschleimhautabschwellende Maßnahmen: Theophyllin, evtl. als Dauertropfinfusion (3 Amp. zu 0,2 g in 500 ml 5%iger Lävulose), Bird-Inhalationen, notfalls Nebennierenrindensteroide (Solu-Decortin 25–100 mg i. v.). Sanasthmyl tägl. 4mal 2 Hübe.

4) Eine mäßige Expektoration ist erwünscht. Dämpfen mit Tiamon 1–2 Tbl. oder Codein (10–20 Tropf.). Zur Verflüssigung zähen Sputums: Bisolvon oder Fluimucil.

5) Bei begleitenden Bronchialinfekten Antibiotika (Ampicillin, Tetrazykline). Eine vorherige Sputumkultur ist nur sinnvoll, wenn sie aus tieferen Abschnitten des Bronchialsystems entnommen wird.

6) Bei bestehender Herzinsuffizienz ein Herzglykosid, z. B. Lanitop, bei ungenügender Nierenfunktion Digimerck. Falls notwendig zusätzlich Diuretika.

7) Wenn eine Sedierung unumgänglich ist, 2–3 ml einer Mischung von Atosil, Dolantin und Hydergin. Auch dabei ist die Überwachung der Atmung notwendig. Die Verabreichung von Opiumalkaloiden ist wegen der depressiven Wirkung auf das Atemzentrum kontraindiziert.

8) Wenn der Hämatokritwert konstant höher als 55% ist, empfehlen sich kleinere Aderlässe (um 250 ml). Anzustreben ist ein Hämatokrit von 45–50%.

9) Bessert sich unter den angeführten Behandlungsmaßnahmen die Atemtätigkeit nicht oder besteht weiter eine erhebliche Sekretverlegung der Atemwege oder liegt der pCO_2 über 70 mm Hg, ist die Intubation angezeigt. Sie erleichtert die Bronchialtoilette und gestattet jederzeit die Einleitung einer assistierten oder kontrollierten Beatmung. Die Beatmung ist die sicherste Behandlungsmaßnahme zur Beseitigung einer CO_2-Retention. Sie wirkt in schweren Fällen lebensrettend.

10) Atemanaleptika wirken nur kurzfristig und können die Beatmung nicht ersetzen.

16 Hämoptoe

Ursachen
Ulzerationen mit Arrosion von Blutgefäßen bei hämorrhagischer Tracheitis und Bronchitis, Bronchiektasen, Lungeninfarkten, Lungenabszessen, Tuberkulose, Bronchial- oder Lungentumoren. Große, meist letal verlaufende Blutungen bei Perforation eines arteriovenösen Aneurysmas der Lungen oder Perforation eines Aortenaneurysmas in die Luftwege. Kleinere Blutungen bei Lungenstauung.

Therapie
1) Beruhigung des Patienten, evtl. durch sedierende medikamentöse Maßnahmen (Valium).
2) Dämpfung eines übermäßigen Hustenreizes (Codein), jedoch ohne Aufhebung des Hustenreflexes (deshalb Vorsicht mit Dicodid und Acedicon).

3) Ausschluß einer hämorrhagischen Diathese, sonst zielgerichtete Therapie (s. S.43).

4) Versuch einer Blutstillung mit einer Infusion von 20 IE Vasopressin (Pitressin) in 20 ml 5%iger Lävuloselösung. Infusionsdauer 20 min.

5) Blutersatz.

6) Bei sehr starken Blutungen und möglicher Lokalisation der blutenden Seite Anlage eines Pneumothorax.

7) Hinzuziehen eines Lungenchirurgen.

17 Akute gastrointestinale Blutung [53, 67, 108, 113]

Ursachen

1) Örtliche Blutungsquellen im Magen-Darm-Trakt. Häufigste Blutungsursache ist das Ulcus duodeni, dann folgen die Ösophagusvarizen, die erosive Gastritis, das Ulcus ventriculi, die erosive Ösophagitis, das Mallory-Weiss-Syndrom, das Anastomosenulkus, das Ulkus im Ösophagus, die Magenvarizen, die Hiatushernie, gutartige Magentumoren, das Magensarkom und das Magenkarzinom, der transpylorische Magenprolaps. Als Blutungsquellen aus den unteren Darmabschnitten kommen die regionale Enteritis Crohn, die Colitis ulcerosa, Kolon- und Rektumkarzinome, Darmpolypen, Analfissuren und Hämorrhoiden in Frage.

2) Blutungen infolge allgemeiner Gefäßerkrankungen. Hier stehen Rhexisblutungen bei degenerativen Gefäßwandveränderungen und Aneurysmen im Vordergrund, seltener sind infektiöse oder allergische Gefäßschäden (Schönlein-Henoch-Purpura) und hereditäre Anomalien, z. B. M. Osler.

3) Blutungen infolge hämorrhagischer Diathese. Hierunter fallen die Thrombozytenstörungen und die plasmatischen Gerinnungsstörungen. Blutungen aus dem Magen-Darm-Trakt sind bei der Hämophilie relativ selten, häufiger bei thrombozytären Störungen, z. B. beim Willebrand-Jürgens-Syndrom und bei Leukämien (s. S.43). Es kön-

38

nen auch mehrere der genannten Ursachen bei der Blutung beteiligt
sein.

Symptome

Blasse, feuchte Haut, blutarme Konjunktiven, kühle Akren, eingefallene Gesichtszüge, frequenter Puls, verkleinerte Blutdruckamplitude, beschleunigte Atmung, allgemeine Unruhe, Ohrensausen, Druckgefühl, Erbrechen und u. U. die Symptomatik eines Schocks.

Diagnose der Blutungsquelle

Die *Anamnese* kann mit der Frage nach Ulkus, Leberschaden und Alkoholabusus nur Hinweise geben. Man weiß, daß hämorrhagische Erosionen im Magen v. a. bei Störungen des Zentralnervensystems (nach Schädel-Hirn-Traumen), bei akuter oder chronischer Herzinsuffizienz, bei Lebererkrankungen und nach Verbrennungen vorkommen. Beim sog. Mallory-Weiss-Syndrom (Fissur im Bereich des ösophagokardialen Übergangs) tritt eine massive Blutung erst nach mehrmaligem heftigen Erbrechen auf. Zur Anamnese gehört auch die Frage nach Medikamenten, die eine Blutung ausgelöst oder begünstigt haben können. Dazu gehören z. B. Salizylate, Glukokortikoide, Phenylbutazon, Reserpin und Antikoagulanzien.
Die Frage nach der Art der Blutung gibt mögliche Hinweise auf die Blutungsquelle. Abgang von hellrotem Blut deutet auf eine Blutungsquelle im Bereich der unteren Darmabschnitte, bei schneller Passage können allerdings auch bei Blutungen aus dem oberen Darmtrakt rote Stühle abgesetzt werden. Blut- und Kaffeesatzerbrechen deuten auf eine Blutung aus Ösophagus, Magen oder Duodenum. Bei Teerstühlen liegt die Blutungsquelle im proximalen Verdauungstrakt.
Bei der *körperlichen Untersuchung* sind auf eine Hepatosplenomegalie, charakteristische Haut-Leber-Zeichen, Pigmentflecken im Gesicht (Peutz-Jeghers-Syndrom) und auf Teleangiektasien bei M. Osler zu achten. Eine digitale Rektumpalpation darf bei der gastrointestinalen Blutung nicht fehlen.
Die *Laboruntersuchungen* dienen zur Beurteilung des Blutungsausmaßes und geben mögliche Hinweise auf die Blutungsursache. Routinemäßig sollten durchgeführt werden: Blutgruppe, Blutbild mit Thrombozytenzählung, Hämatokrit, Bluteiweißkörper, Elektrolyte, Harnstoff, Gerinnungsstatus und Leberfunktionsproben.

Von besonderem Wert für die Diagnostik sind die *endoskopischen Untersuchungen,* insbesondere die Notfallgastroskopie und Ösophagoskopie, mit denen Ösophagusvarizenblutungen, Magen- und Duodenalulzera und auch Erosionen und Fissuren erkannt werden. Bei Blutungen aus den unteren Darmabschnitten sollten eine Rektoskopie bzw. Koloskopie durchgeführt werden.

Therapie

Allgemeine Maßnahmen

1) Beobachtung von Blutdruck und Pulsfrequenz im Abstand von 15 min. Abfall des Blutdrucks und Anstieg der Pulsfrequenz deuten auf Fortbestehen einer Blutung.
2) Kontrolle von Hämoglobin, Erythrozyten und Hämatokrit. Diese Größen, die in 2- bis 3stündlichen Abständen bestimmt werden sollten, sind häufig erst am 2. Tag ein Maß für den Blutverlust, da erst dann der Ausgleich der Flüssigkeitsbilanz erfolgt ist.
3) Kontrolle von ZVD und Messung der Urinmenge. Das Legen eines möglichst großlumigen Kavakatheters schafft einmal einen guten venösen Zugang zum Volumenersatz, zum anderen kann durch Messung des ZVD die Volumenzufuhr gezielt erfolgen.
4) Durch Legen einer Magenverweilsonde kann die Blutung bestätigt, ihr Fortbestehen oder Sistieren erkannt werden.
5) Beobachtung der Stühle.

Spezielle Maßnahmen

1) Volumenersatz [140]. Zur Verhütung oder Beseitigung des Volumenmangelschocks ist die Auffüllung des zirkulierenden Blutvolumens die wichtigste therapeutische Maßnahme. Zum Volumenersatz stehen uns zur Verfügung: Blut, Albumine, Gelatinepräparate, Dextran 60 und Dextran 40.

Bluttransfusionen sind wegen des Risikos der Hepatitis auf vitale Indikationen zu beschränken. Sie sollten bei akuten Blutverlusten nur bei Hb-Werten unter 10 g% und einem Hämatokrit unter 30 durchgeführt werden. Müssen mehrere Bluttransfusionen innerhalb weniger Stunden gegeben werden, sollte man auf die Gefahren der Zitratintoxikation und Hyperkaliämie achten. Es ist ratsam, die Konserven leicht anzuwärmen, nach jeder 3.–4. Konserve

10 ml einer 10%igen Kalziumglukonatlösung zu verabreichen und intermittierend Glukose zu infundieren.

Gelatinepräparate haben zwar den geringsten initialen Volumeneffekt - ihre Halbwertszeit beträgt nur 4 h -, ihre Vorteile sind jedoch die geringen und selten bedrohlichen Nebenwirkungen. Die Dosis ist nicht begrenzt, so daß Gesamtmengen bis zu mehreren Litern innerhalb weniger Stunden infundiert werden können. Vor allem fehlt die Antigenität, die z. B. die Anwendung von Dextranen häufig problematisch macht.

Dextran 60 (MG 6 · 10^4) = Macrodex entspricht als Plasmasatzmittel in einer Volumenwirkung etwa dem Blut. Die Wirkung hält 12-18 h an. *Dextran 40* (MG 4 · 10^4) = Rheomacrodex, Longasteril, Plasmafusin bewirkt zusätzlich eine Verminderung der Blutviskosität und eine Erhöhung der Suspensionsstabilität der Erythrozyten und verbessert damit die Gewebsdurchblutung. Dextran 40 hat den höchsten initialen Volumeneffekt aller Plasmaexpander. Dabei ist ein rascher Wirkungsschwund zu beobachten.

Dextran 60 und Dextran 40 können akute allergische Reaktionen auslösen: Nierenversagen infolge Einlagerung der Substanz in die Tubuluszellen, interstitielle und alveoläre Lungenödeme und eine Verminderung der Hämostase. Deshalb sollen innerhalb von 24 h nicht mehr als 1500 ml zugeführt werden. Akut lebensbedrohliche Antigen-Antikörper-Reaktionen durch Dextran kann man nach bisherigen Erfahrungen [132] durch langsames Vorspritzen von 20 ml = 3,0 g Dextran 1 (Promit) vermeiden.

2) Eiswasserspülung des Magens.

3) Parenterale Hämostyptika. Es ist nicht sinnvoll, bei normalen Gerinnungsverhältnissen gerinnungsaktive Substanzen zuzuführen, wenn der lokale Defekt am Gefäß die primäre Ursache für die Blutung ist. Die Zufuhr gerinnungsaktiver Substanzen sollte sich auf Zustände mit Defekten der Hämostase beschränken und gezielt durchgeführt werden (s. S. 43).

4) Gaben von Cimetidin (Tagamet) in Dosen von 4stündlich 200 mg i. v. oder Ranitidin (Sostril) in Dosen von 6- bis 8stündlich 50 mg i. v. sind indiziert beim Magen- und Duodenalulkus sowie bei der erosiven Gastritis. Auch Patienten mit Gastrointestinalblutungen bei bekannter Leberzirrhose kann vorsorglich Cimetidin gegeben werden, wenn man nicht sicher ist, ob die Blutung aus den Ösophagusvarizen allein oder aus einem Magen- oder Duodenalulkus erfolgt.

5) Bei schweren akuten Gastroduodenalulkusblutungen ist die Anwendung von Somatostatin (Stilamin-Serono) gerechtfertigt, v. a. bei Patienten in hohem Alter und in schlechtem Allgemeinzustand, wenn das Risiko einer Notfalloperation hoch ist. Dosierung als Dauerinfusion mit 250 g/h über 12 h: 1 Amp. Stilamin 3 mg in 50 ml

0,9%iger NaCl-Lösung auf eine 50-ml-Perfusorspritze aufgezogen (50 ml in 12 h).

6) Eine Operationsindikation ist gegeben, wenn der Blutdruck nach 1500 ml Blut oder Plasmaexpander weiter abfällt, nach der genannten Menge innerhalb von 8 h weitere 500 ml benötigt werden, eine Blutung innerhalb von 24 h nicht zum Stehen kommt oder zusätzliche Symptome wie Verdacht auf Perforation oder Penetration die Überlebenschance des Patienten vermindern. Die Indikation zum operativen Vorgehen sollte schnell gestellt werden, da mit der Hypovolämie nicht nur die Gefahr des protrahierten Schocks gegeben ist, sondern durch den Verlust von hämostatisch wirkenden Substanzen auch eine Aktivierung der Gerinnungsfaktoren mit nachfolgender Verbrauchskoagulopathie und Blutungsneigung entstehen kann.

7) Zusätzliche Maßnahmen bei der Ösophagusvarizenblutung:

a) Versuch der endoskopischen Sklerosierung (wirksamste Maßnahme). Nur wenn diese nicht möglich ist,

b) mechanische Tamponade mit der Sonde nach Sengstaken-Blakemore oder Linton-Nachlas.

Vor Einführen ist die Sonde auf Dichtigkeit zu prüfen und mit Paraffinöl gut einzufetten. Sie ist nach Möglichkeit durch die Nase einzuführen. Oft müssen die Schleimhäute mit Pantocain anästhesiert werden. Das distale Sondenende wird in den Magen vorgeschoben. Sodann wird der distale Ballon mit Luft oder besser mit Wasser aufgefüllt (mindestens 40 ml). Die Sonde wird nun mit mäßiger Kraft (250 g Gewicht) zurückgezogen, wobei sie den Venenring an der Kardia komprimiert. Sie wird in dieser Lage über einen Rollenzug fixiert und mit dem Gewicht einer schweren Tasse belastet. Theoretisch wäre ein Zug mit einem Gewicht von 1000 g wirksamer, wird aber von den Patienten in der Regel nicht toleriert. Kann man damit die Blutung nicht zum Stillstand bringen, wovon man sich durch Ansaugen von blutigem Mageninhalt aus dem Kanal 1 überzeugen kann, wird zusätzlich der längliche proximale Ösophagusballon mit 80–100 ml Luft oder Wasser gefüllt. Die Sonde liegt richtig, wenn aus Kanal 1 nur Magen- bzw. Dünndarmsaft aspiriert wird. Durch Kanal 1 können dem Patienten Zuckerlösungen und Antibiotika zugeführt werden. Der Ösophagusballon darf längstens 6 h ununterbrochen gefüllt bleiben, er ist sodann für die Dauer von 5–10 min zu entlasten (Gefahr von Drucknekrosen).

Die Anwendung der Ballonsonde stößt wegen möglicher Komplikationen (Aspirationspneumonie) und wegen der nicht immer sicheren Wirkung (z. B. bei Fundusvarizen) häufig auf Ablehnung, ist jedoch noch nicht durch eine bessere Maßnahme ersetzt.

c) Infusion von Glycylpressin in einer Dosis von initial 2mal 1 mg, dann alle 4 h 1 mg maximal 2–3 Tage lang.

d) Prophylaxe des Leberkomas. Nach Ösophagusvarizenblutungen tritt häufig ein ammoniakalisches Koma ein. Zur Prophylaxe empfiehlt sich die Gabe von Bykomycin oder Humatin zur Suppression der Bakterienflora im Darm, eiweißfreie Ernährung, Rocmalineinfusionen zur Ammoniakbindung und hohe Einläufe zur Entfernung des Blutes aus dem Darm (s. S. 61).

e) Substitution fehlender Gerinnungsfaktoren. Bei der Leberzirrhose liegt fast immer eine Bildungsstörung für Prothrombin und Fibrinogen vor, die Eigenfibrinolyse ist häufig gesteigert, gelegentlich treten Verbrauchskoagulopathien mit Abfall von Thrombozyten und Gerinnungsfaktoren V und VIII auf. Zur Substitution empfehlen sich Prothrombinkomplex, Cohn-Fraktion und bei gesteigerter Fibrinolyse Trasylol und AMCA (s. S. 48).

18 Hämorrhagische Diathesen

Einteilung und Ursachen [7, 52]

1) Koagulopathien. Verursacht durch einen Mangel oder eine Hemmung eines oder mehrerer gerinnungsfördernder Faktoren im Plasma.

Angeboren: Hämophilie A (Faktor-VIII-Mangel), Hämophilie B (Faktor-IX-Mangel), von Willebrand-Jürgens-Syndrom (Faktor-VIII und -IX-Mangel mit Störung der Plättchenfunktion), Afibrinogenämie, Dysfibrinogenämie, hereditäre Hypoproteinämien, Parahämophilie (Faktor-V-Mangel), Faktor-VII-Mangel, Faktor-X-Mangel, Faktor-XI-Mangel und Faktor-XIII-Mangel [97].

Erworben: Bildungsstörungen der Faktoren des Prothrombinkomplexes infolge Vitamin-K-Mangels bei intestinalen Resorptionsstörungen von Vitamin K (Verschlußikterus, Gallen-Pankreas-Erkrankungen, Gallenfisteln, Malabsorptionssyndrom), bei Aufnahmestörungen von Vitamin K (parenterale Ernährung und gleichzeitige Sterilisierung des Magen-Darm-Traktes), bei Neugeborenen und bei

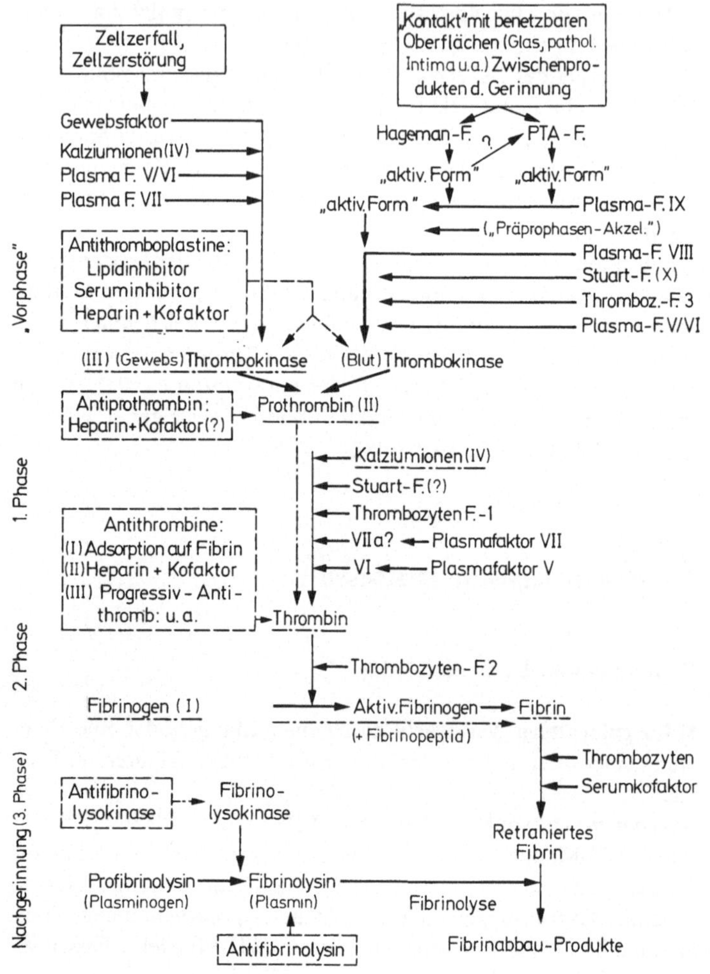

Abb. 2. Schema der Blutgerinnung (nach [52])

Marcumartherapie; ferner bei Leberzellschaden (Hepatitis, Leberzirrhose, Intoxikationen).

Umsatzstörungen wie Verbrauchskoagulopathie, z.B. als Folge von Kolisepsis, Meningokokkensepsis, Purpura fulminans, akutem urämischem Syndrom beim Kind, Fettembolien, Schock, perakutem hämolytischem Syndrom, bei akuter Leukämie, Leberzirrhose, Karzinomen, akuter Pankreatitis, bei hämorrhagischem Schock, bei extrakorporalem Kreislauf, bei hämorrhagischer Thrombozythämie, bei vorzeitiger Plazentalösung, Fruchtwasserembolie und intrauterinem Fruchttod; bei Hyperfibrinolyse, z.B. nach Verabreichung von Streptokinase, nach Elektroschock, bei Prostatakarzinomen, nach Lungenresektionen und bei extrakorporaler Zirkulation; bei zirkulierenden Antikoagulanzien und zirkulierenden Hemmkörpern [103].

2) Thrombopathien

a) *Thrombozytopenien als Bildungsstörungen:* hereditär bei Fanconi-Syndrom, Wiskott-Aldrich-Syndrom, Bernard-Soulier-Syndrom; erworben bei Panmyelopathien, Leukosen, Karzinosen, Skorbut, medikamentös-toxisch, alkoholtoxisch, durch ionisierende Strahlen; als Umsatzstörungen bei idiopathischer thrombozytopenischer Purpura (M.Werlhof), bei Lupus erythematodes, posttransfusionell, durch Immunkomplexe, para- und postinfektiös, mechanisch (Herzlungenmaschine, Dialyse, Herzklappenprothesen), Hypersplenismus, bei Endokrinopathien, bei Verbrauchskoagulopathie.

b) *Thrombozytopathien* (d.h. Funktionsstörungen bei normaler Plättchenzahl): hereditär bei Thrombasthenie Glanzmann und Willebrand-Jürgens-Syndrom; erworben medikamentös, bei chronischen Lebererkrankungen, Urämie, Diabetes mellitus, bei Paraproteinämien.

c) *Thrombozythämie und Thrombozytosen:* essentiell oder symptomatisch nach größeren Operationen, nach Splenektomie, bei chronischem Eisenmangel, nach akuten Blutungen, bei chronischentzündlichen Krankheiten, medikamentös (Vincristin, Adrenalin).

3) Angiopathien [87]. Verursacht durch eine Gefäßschädigung z.B. bei M. Osler, Schönlein-Henoch-Purpura (anaphylaktoide Purpura),

Purpura hyperglobulinaemica Waldenström, Purpura senilis, Skorbut bzw. Möller-Barlow-Krankheit.

Symptome [105]

Die Angiopathie ist durch multiple feinste Blutungen (Petechien) an Haut und Schleimhäuten gekennzeichnet. Nur bei schweren Störungen treten konfluierende Hautblutungen auf. Die Kapillarfragilität kann durch den Kneifversuch nach Jürgens oder den Rumpel-Leede-Versuch geprüft werden. Die Diagnose wird durch den Ausschluß von Thrombopathien und Koagulopathien gestellt. Die Thrombozytenstörungen sind durch eine Purpura mit flächenhaften Blutungen gekennzeichnet. Die Thrombozytenzahl liegt meist unter 60000 (Thrombozytopenien zwischen 80000 und 30000 führen manchmal, unter 30000 gewöhnlich zu Spontanblutungen). Das Rumpel-Leede-Phänomen ist positiv, die Kapillarfragilität erhöht und die Retraktion des Gerinnsels vermindert. Thrombinzeit und Thromboplastinzeit sind normal, das TEG pathologisch, der Prothrombinverbrauch unvollständig. Bei den Koagulopathien kommt es hauptsächlich zu Nachblutungen aus Verletzungen, Operationswunden und nach Geburten, zu Sugillationen, Suffusionen und Hämatomen, zu Blutungen in die Gelenke, ins Nierenbecken, in den Psoasmuskel und in die Faszien von Rachen und Kehlkopf.

Untersuchungen zu Diagnostik und Therapiekontrolle

Blutbild mit Thrombozytenzählung und Sternalpunktion.
Blutungszeit (normal 2–4 min), verlängert bei Thrombozytopenien und Thrombozytopathien und der Fibrinogenopenie, normal bei Koagulopathien und Angiopathien.
Gerinnungszeit, verlängert bei Koagulo- und Thrombopathien. Folgende verschiedene Proben stehen zur Verfügung:
1) *Thromboplastinzeit* (Prothrombinzeit) nach Quick (normal 75–100%). Erfaßt die Faktoren II (Prothrombin), VII und X. Weniger empfindlich zur Erfassung von Faktor V und Fibrinogen.
2) *Thrombinzeit* (normal 18–22 s), zeigt Störungen der 2. Gerinnungsphase. Sie ist verlängert bei Fibrinogenmangel oder bei Anwesenheit von Heparin.
3) *Partielle* Thromboplastinzeit (PTT, normal < 45 s), erfaßt die Faktoren bzw. Inhibitoren der Gerinnungsvorphase Faktor VIII, IX, XI und XII.

46

Dient zur Erkennung der Hämophilie A und B. Sie reagiert besonders empfindlich auf die Anwesenheit von Heparin und ist besser zur Überwachung einer Heparintherapie geeignet als die Thrombinzeit.

4) *Thrombelastogramm.* Das TEG ermöglicht die exakte Bestimmung der Gerinnungszeit, des Gerinnselaufbaus, der mechanischen Beanspruchbarkeit des Thrombus (Fibrinelastizität) und der Wiederauflösung des Gerinnsels (Fibrinolyse). Das TEG erfaßt besonders Thrombozytopenien, Thrombozytopathien, Fibrinogenmangel und Störungen der Gerinnungsvorphase.

5) *Fibrinogenbestimmung* (normal 200–450 mg%), insbesondere zur Erkennung von Synthesestörungen und erhöhtem Verbrauch bei Fibrinolyse und Verbrauchskoagulopathie.

Tabelle 3. Differentialdiagnose mit Hilfe von Quick-Test, PTT, Thrombinzeit und Blutungszeit

Ursachen	Quick-Test	PTT	Thrombinzeit	Blutungszeit
Hämophilien	Normal	Verlängert	Normal	Normal
Willebrand-Syndrom	Normal	Verlängert	Normal	Verlängert
Heparin, Fibrinogenspaltprodukte, Afibrinogenämie	Verlängert	Verlängert	Verlängert	Verlängert
Thrombozytopenien, Thrombasthenien	Normal	Normal	Normal	Verlängert

Therapie

1) Bei Hämophilie A und B [83]. Zur Notfalltherapie haben sich für die Hämophilie A eine Injektion von Hemophil (Travenol München) oder Faktor-VIII-Konzentrat Human (Immuno), für die Hämophilie B eine Injektion von Prothrombinkonzentrat oder Faktor-IX-Konzentrat Human (Immuno) bewährt. Zur weiteren Substitutionstherapie stehen Frischblut und -plasma, Fibrinogenpräparate, Kryopräzipitate und Faktor-IX-Präparate zur Verfügung (s. S. 164). Zur Aufrechterhaltung der Gerinnung werden 3–6 ml Plasma/kg KG alle 6 h benötigt.

Ein Faktor-VIII-Spiegel von 3–5% reicht zur Behandlung spontaner Blutungen, ein Spiegel von 15–20% gewährleistet eine ausreichende Hämostase bei Gelenkblutungen und kleineren Verletzungsblutungen, ein Spiegel von

30–35% eine volle Hämostase. Eine sichere Aussage über den wirksamen Bereich der Therapie ist nur mittels quantitativer Bestimmung der Faktor-VIII-Aktivität im Plasma möglich. Zur Kontrolle eignet sich die partielle Thromboplastinzeit, die bei Werten unterhalb 100 s eine ausreichende Kompensation garantiert. Bei großen Operationen sollte für eine normale Wundheilung der Faktor-VIII-Spiegel 50–70% der Norm betragen, bei urologischen Eingriffen 100%. Bei der Hämophilie B hat man bei Faktor-IX-Aktivität von 2–3% keine Spontanblutungen mehr, zur Blutstillung bei Gelenk- und Muskelblutungen, für Zahnextraktion und kleinere Verletzungen reicht ein Spiegel von 10%, bei großen Operationen sollte der Faktor-IX-Spiegel mindestens 25–30% betragen, bei urologischen Eingriffen 100%.

2) Bei erworbenen Koagulopathien *durch Vitamin-K-Mangel.* Bei bedrohlichen Blutungen Gabe von Faktor-IX-Präparaten wie PPK (Immuno) oder Prothrombinkonzentrat Behring; andernfalls Vitamin K 1 (Konakion) 5 mg täglich parenteral. Dabei sind jedoch erst nach 24–48 h die Aktivitäten der Faktoren normalisiert, die Blutung steht meist nach 3–4 h.

Infolge Leberzellschaden: Gabe von Faktor-IX-Präparaten. Eine Vitamin-K-Gabe ist hier wenig sinnvoll.

3) Bei der Verbrauchskoagulopathie [84]

Die Verbrauchskoagulopathie ist durch eine intravasale Umsatzsteigerung von Thrombozyten und plasmatischen Gerinnungsfaktoren charakterisiert. Die Diagnose wird gestellt durch den Nachweis progressiven Verbrauchs von Hämostasepotential auf Grund von Verlaufskontrollen, durch eine Verminderung der Thrombozytenzahl und der Gerinnungsfaktoren I, II, V, VIII, XIII mit Verminderung der Gerinnselfestigkeit im TEG und Verlängerung der Thromboplastinzeit und durch den Nachweis fibrinreicher Mikrothromben im Biopsiematerial z. B. der Niere. Sie manifestiert sich klinisch neben der hämorrhagischen Diathese durch sekundäre Organläsionen infolge Thrombenbildung in der peripheren Strombahn wie Nierenrindennekrosen mit akutem Nierenversagen. Nebennierenapoplexie beim Waterhouse-Friderichsen-Syndrom, Hypophysennekrosen, Leberzellnekrosen, Thromben in den Lungengefäßen, seltener Lebervenenthrombosen (Budd-Chiari), interstitiellen Pneumonien und Herzmuskelnekrosen. Sie kann zum irreversiblen Schock führen.

Bei der schweren Verbrauchskoagulopathie kommt die Therapie meist zu spät. Bei subakuten und chronischen Verlaufsformen hat sich *Heparin* als i.v. Dauertropfinfusion 20000–30000 IE/24 h bewährt. Beim septischen Abort sollte man prophylaktisch eine Heparindauertropfinfusion anlegen. Geht die Verbrauchskoagulopathie mit einem Schock einher, kann man vor der Gabe von Heparin eine

Thrombolyse durchführen (s. S. 88). Fibrinolyseinhibitoren sind kontraindiziert und sollten genau wie Blut, Plasma oder Fibrinogen nur im Schutze einer Heparininfusion verabreicht werden.

4) Bei der Hyperfibrinolyse. Hier sind im Gegensatz zur Verbrauchskoagulopathie Faktor II und Thrombozytenzahl normal, Fibrinogen, Faktor V und VIII sind vermindert, die Thrombinzeit verlängert. Mittel der Wahl sind Fibrinolyseinhibitoren z. B. *Trasylol* sofort 200 000 IE i. v., anschließend 100 000 IE/h als Infusion. *Epsilonaminocapronsäure* 2- bis 5mal täglich 4–6 g i. v. und *AMCA* 2- bis 5mal täglich 10 mg/kg Körpergewicht i. v. Fibrinolyseinhibitoren sind kontraindiziert, solange bei gleichzeitiger Verbrauchskoagulopathie ein intravasaler Gerinnungsvorgang abläuft. Bei erniedrigtem Fibrinogenspiegel und verminderter Faktor-VIII-Aktivität ist Cohn-Fraktion I angezeigt.

5) Bei der idiopathischen thrombozytopenischen Purpura (M. Werlhof) [104]. *Prednison und Prednisolon* in einer Initialdosis von 1–2 mg/kg KG/Tag. Diese Dosierung sollte beibehalten werden, bis es zum Anstieg der Thrombozytenzahl kommt. Nach 8–14 Tagen wird die Prednisondosis zunächst in größeren (10–25 mg), dann in kleineren Schritten (5 mg) bis zur Erhaltungsdosis von 10–15 mg/Tag reduziert. Läßt sich die Erkrankung nur ungenügend durch Prednison beherrschen und besteht länger als 6 Monate, ist eine *Splenektomie* angezeigt. Voraussetzung dafür ist, daß durch nuklearhämatologische Untersuchungen eine pathologische Speicherung von Cr-markierten Thrombozyten in der Milz nachzuweisen ist, meist verbunden mit einer verkürzten Überlebenszeit der Thrombozyten. Bleiben Prednisondauertherapie (15 mg) und Splenektomie erfolglos, ist die Behandlung mit *Immunsuppressiva* angezeigt (Imurek 150–300 mg/ Tag, Erhaltungsdosis 100–150 mg/Tag) am besten gleichzeitig mit einer Dauerbehandlung von 10–15 mg Prednison. Die gleichen therapeutischen Grundsätze gelten für die symptomatischen, wahrscheinlich ebenfalls immunologisch bedingten Thrombozytopenien.

19 Akute Pankreatitis [59, 109]

Ursachen

Kanalikulär aufsteigend bei Gallensteinleiden, Cholangitis und nach Pankreatographie. Ferner nutritiv-toxisch bei Alkoholismus, hämatogen vaskulär bei Parotitis epidemica und anderen Viruserkrankungen, Morbus Bang, Endocarditis lenta und Gefäßerkrankungen; schließlich bei Erkrankungen der Nachbarsorgane wie penetrierendes Ulcus ventriculi, penetrierendes Kolonkarzinom und nach abdominalen Operationen.

Symptome [127]

Hinsichtlich des Schweregrades unterscheidet man bei der akuten Pankreatitis:

Stadium I (ödematöse Bauchspeicheldrüse): Gürtelförmig in den Rücken ausstrahlende Oberbauchschmerzen mit oder ohne Erbrechen. Druckschmerz im Oberbauch. Erhöhung von Amylase und Lipase.

Stadium II (partiell nekrotisierende Bauchspeicheldrüse): Oberbauchschmerz mit generalisiertem Druckschmerz und Abwehrspannung. Paralytischer Ileus. Im Pankreasbereich evtl. tastbarer Tumor. Amylase und Lipase erhöht, Leukozyten über 10000, Blutzucker 90–150 mg%, Kalzium unter 3,5 mval/l.

Stadium III (total nekrotisierende Bauchspeicheldrüse): Die gleichen klinischen Symptome wie bei Stadium II. Zusätzliche Komplikationen wie Kreislaufschock, akutes Nierenversagen, Enzephalopathie, Ateminsuffizienz, gastrointestinale Blutung. Amylase und Lipase normal oder nur flüchtig erhöht, Leukozyten über 12000, Blutzucker über 150 mg%, Kalium unter 3,5 mval/l, Harnstoff erhöht, Transaminasen erhöht.

Untersuchungen zur Diagnose und Therapiekontrolle

1) Laboruntersuchungen: Amylasebestimmung in Blut und Urin (die Urinamylase hat größeren Aussagewert); Lipasebestimmung im Blut; Serumelektrolyte (Na, K, Cl, Ca); Blutzuckertagesprofil; Harnstoff; Kreatinin; Blutbild einschließlich Hämatokrit und Gerinnungsstatus; Säure-Basen-Haushalt mit arteriellem pO_2; Serumbilirubin, SGOT, SGPT, AP, γ-GT; Elektrophorese; ferner Elektrolyte im Harn und im Magensaft; pH-Bestimmung im Magensaft.

2) Abdomenübersichtsaufnahme.

3) Oberbauchsonographie.

4) EKG: Bei der schweren akuten Pankreatitis können EKG-Veränderungen ähnlich einer Ischämie an der Hinterwand auftreten.

5) Röntgenaufnahme des Thorax.

6) Überwachung von Blutdruck, Puls und ZVD.

7) Flüssigkeitsbilanz.

8) Wiederholte Palpation des Abdomens.

Therapie

A) Basistherapie

1) Ruhigstellung des Organs durch absolute Nahrungs- und Flüssigkeitskarenz.

2) Magenverweilsonde mit Dauerabsaugung.

3) Schmerzbekämpfung: Novocain (2 g/24 h als Zusatz zur Infusion), Baralgin, Polamidon oder Dolantin. Opiate sind wegen der Gefahr eines Spasmus des Oddi-Sphinkter zu vermeiden.

4) Volumenersatz. Es besteht fast immer ein Volumendefizit von 3–4 l. Daher Volumenauffüllung mit Plasma, Plasmaexpandern, Serum oder Albumin unter Kontrolle des ZVD.

5) Ausgleich von Elektrolytstörungen. Substitution von Kochsalz, Kalium und Kalzium.

6) Kalorienzufuhr (AKE 800).

7) Sekretionshemmung. Kalzitonin hemmt die basale und stimulierte Pankreassekretion und mildert den Schmerz (Calcitonin-Sandoz 300 IE/24 h als Zusatz zur Infusion). Ein eindeutig positiver Effekt von Antazida oder H_2-Blockern ist bei der Pankreatitis nicht sicher erwiesen, die Anwendung schadet aber nicht.

Die Behandlung mit dem Proteinaseinhibitor Aprotinin (Trasylol) ist bei fehlender statistischer Signifikanz nach wie vor umstritten. Günstige Wirkungen hinsichtlich Schmerzstillung und Schockbekämpfung, insbesondere bei der hämorrhagisch-nekrotisierenden Pankreatitis stehen immer wieder zur Diskussion [55, 142].

8) Antibiotika nur bei gesicherter Infektion, nicht prophylaktisch. Tetrazyklin, Ampicillin, Gentamycin oder Cephalosporine.

B) Ergänzende Therapie bei Komplikationen

1) Schockbekämpfung mit Dobutamin und Dopamin, Hypertensin oder Arterenol, evtl. kurzfristiger Einsatz hoher Glukokortikoidgaben (Urbason 100 mg alle 4 h).

2) Abszeß, Sepsis, Pneumonie: Antibiotika nach Testung.

3) Nierenversagen: Hämodialyse.

4) *Respiratorische Komplikationen und Enzephalopathie* [12]: Die Entwicklung der respiratorischen Insuffizienz vollzieht sich in 2 Stufen:

a) Flacherwerden der Atmung, bandförmige lineare Verschattungen auf der Thoraxröntgenaufnahme, arterielle Hypoxämie. Diese Veränderungen sind rückbildungsfähig.

b) Intraalveoläres Ödem, zerebrale Auswirkungen mit Angst- und Agitationszuständen ähnlich dem Delirium tremens. Flockige, disseminierte oder konfluierende Verschattungen im Röntgenbild der Lungen, vorzugsweise zentral unter Aussparung der Lungenspitzen, Atelektasen. Bei Abfall des pO_2 unter 60 mmHg sollte eine Atemunterstützung durch endotracheale Intubation und Beatmung erfolgen.

5) Hyperglykämie: Altinsulin in kleinen Dosen s. c. oder als Dauertropfinfusion.

C) Chirurgische Therapie [79]

Bei jeder schweren Pankreatitis sollte der Chirurg zugezogen werden. Insbesondere bei:

1) Verschlechterung des Krankheitsbildes unter konservativer Therapie bei bestehendem Schweregrad III oder Übergang von Schweregrad II zu III, insbesondere bei vorbestehender Gallensteinanamnese. Eine Entscheidung sollte innerhalb der ersten 48 h angestrebt werden bei

2) bedrohlichen Komplikationen, z.B. Abszeß, Verschlußikterus, Blutung und

3) bei unklarem akuten Abdomen wegen der Gefahr, operationsfähige Zustände (z.B. Mesenterialinfarkt, Strangulation, perforierte Organe) zu übersehen.

20 Coma diabeticum

Es gibt 2 Hauptformen der diabetischen Stoffwechselentgleisung:
1) die klassische Form mit Ketoazidose, vorwiegend jüngere insulinbedürftige Diabetiker betreffend, und 2) die hyperosmolare Form,
die v. a. bei älteren Patienten vorkommt.

20.1 Das ketoazidotische Coma diabeticum

Ursachen
Interkurrente Infekte, Magen-Darm-Erkrankungen, plötzlicher Ab-
bau der Insulindosis oder Insulinresistenz, schwere Diätfehler, unge-
wöhnliche psychische Streßsituationen, Schwangerschaft.

Symptome
Müdigkeit, Schläfrigkeit bis zur tiefen Bewußtlosigkeit, Kopf-
schmerzen, Muskelschmerzen, vermehrter Durst, Appetitlosigkeit,
Übelkeit bis zum Erbrechen, Schmerzen im ganzen Abdomen als
Hinweis auf eine Pseudoperitonitis diabetica. Als Zeichen der Azi-
dose treten Kußmaul-Atmung mit Azetongeruch der Atemluft und
Azeton im Urin auf. Symptome der Exsikkose sind Trockenheit der
Haut und der Schleimhäute, weiche Bulbi, schlaffer Muskeltonus,
Hypo- bis Areflexie, kleiner und weicher Puls, Tachykardie, hypoto-
ner Blutdruck, Gesichtsrötung. Erhöhter Blutzucker und Zuckeraus-
scheidung im Harn.

Untersuchungen zur Diagnose und Therapiekontrolle
Blutzuckerbestimmungen in 1- bis 3stündlichen Abständen, Kontrolle von Zucker und Azeton im Harn, Aufstellung einer Flüssigkeitsbilanz, Kontrolle des Säure-Basen-Haushalts, Kontrolle von Serumkalium und -natrium sowie Harnstoff, Kontrolle des Hämato-
krits (zur Beurteilung des Grades der Exsikkose), Überwachung des
ZVD und Kontrolle des EKG zur frühzeitigen Erkennung eines Ka-
liummangels.

Therapie

1) Insulinbehandlung. Man verwendet ausschließlich Altinsulin und beginnt mit einer Infusion mit 8–12 E Altinsulin/h in 0,9%iger NaCl-Lösung unter Zusatz von 0,5 g Humanalbumin/100 ml. Bei einem Blutzuckerspiegel unter 300 mg% hört man mit der Infusion auf und setzt die Insulintherapie je nach Höhe des Blutzuckers mit s. c. Altinsulin-Injektionen fort. Der Insulinbedarf kann im Einzelfall nicht vorausgeschätzt werden. Doch wird man um so mehr Insulin benötigen, je schwerer die Ketoazidose ist.

2) Flüssigkeitsersatz. Der Flüssigkeitsbedarf beträgt durchschnittlich 5–8 l/24 h, in Ausnahmefällen bis zu 15 l. Die Geschwindigkeit der Flüssigkeitszufuhr in den ersten 8 h sollte insbesondere beim älteren Menschen von der Höhe des ZVD abhängig gemacht werden. Dabei kann man sich nach der folgenden allgemeinen Regel richten:
Die Zusammensetzung der Flüssigkeit richtet sich nach der Höhe des Natriumspiegels. Da das Defizit von Wasser meist dasjenige von Natrium übertrifft, sind hypotone Lösungen angezeigt. Bei initialer Hypernatriämie (Natrium > 160 mval) kann an Stelle von Kochsalz 2,5%ige Lävulose verabreicht werden, bei einem Natrium zwischen 145 und 160 mval 0,45%ige NaCl-Lösung, bei einem Natrium von < 145 mval 0,9%ige NaCl-Lösung. Steigt der ZVD trotz intensiver Flüssigkeitszufuhr nicht, sollten an Stelle wäßriger Lösungen zusätzlich Plasma oder Plasmaexpander infundiert werden.

Serumkalium	Substitution	
	bei Blut-pH unter 7,2	bei Blut-pH über 7,2
< 3,0 mval	30–40 mval	20–30 mval
3,0–3,9 mval	20–30 mval	15–25 mval
4,0–4,9 mval	15–20 mval	10–15 mval
5,0–5,9 mval	10–15 mval	10 mval
> 6,0 mval	–	–

3) Elektrolytersatz. Beim Coma diabeticum ist im wesentlichen auf die Kaliumsubstitution zu achten. Zu Beginn des Komas kann das Kalium normal oder erhöht sein. Infolge der Insulinwirkung wandert im Verlauf der Behandlung das Kalium aus dem extrazellulären in den intrazellulären Raum, so daß sich innerhalb kurzer Zeit eine schwere Hypokaliämie ergeben kann. Die zuzuführende Kaliummenge richtet sich nach dem Serumkalium, dem Blut-pH und der Nierenfunktion, Werte, die 2stündlich kontrolliert werden sollten. Die Kaliummenge wird als Kaliumchlorid oder Kaliumphosphat in einer Infusion innerhalb einer Stunde verabreicht. Die Urinausscheidung sollte zur Vermeidung einer Hyperkaliämie mindestens 30 ml/h betragen. Bei geringerer Urinausscheidung muß nach ausreichendem Volumenersatz eine diuretische Therapie (40–250 mg Lasix in 1–2 h) eingeleitet werden. Zur rechtzeitigen Erfassung von Herzrhythmusstörungen ist der Patient mit Monitor bzw. EKG zu überwachen. Die Neigung zu Rhythmusstörungen bei Hypokaliämie wird durch Digitalis gesteigert, weshalb in der 1. Phase der Komabehandlung eine Digitalisierung wenn möglich vermieden werden sollte.

4) Korrektur der Azidose. Da durch die Insulinzufuhr ohnehin die Freisetzung der freien Fettsäuren gestoppt wird, bedarf nur die höhergradige Azidose einer Korrektur durch Bikarbonat, zumal eine rasche Bikarbonatzufuhr einen schnelleren Abfall des Serumkaliums verursacht. So sollte man etwa ein Drittel des berechneten Basendefizits durch Bikarbonat substituieren und eine Korrektur nur bei einem pH $< 7,2$ durchführen. Die zuzuführende Bikarbonatmenge in mval errechnet sich nach folgender Formel: $0,1 \times$ negativer Basenüberschuß $\times$ Körpergewicht und ist in einer Infusion innerhalb von etwa 2 h zuzuführen.

5) Spätbehandlung. Kehrt das Bewußtsein wieder, beginnt man mit der Zufuhr leichtverdaulicher Kohlenhydrate (Haferschleim). Ist der Patient somnolent, können die Kohlenhydrate durch eine Magensonde zugeführt werden. Nur bei plötzlichem Absinken des Blutzuckers unter 200 mg% empfiehlt sich die i.v.-Zufuhr von Glukose. Erst nach Stabilisierung der Stoffwechsellage, was meist nach einigen Tagen der Fall ist, darf auf Depotinsulin umgesetzt werden. Besteht der Verdacht, daß ein Infekt das Koma ausgelöst oder begünstigt hat, ist eine entsprechende zielgerichtete antibiotische Behandlung angezeigt.

20.2 Das hyperosmolare Coma diabeticum

Diese Komaform tritt meist bei älteren Patienten (über 50 Jahre) auf, häufig als Erstmanifestation eines bisher unbekannten Diabetes mellitus. Sie ist durch eine schwere Bewußtseinsstörung, ausgeprägte Hyperglykämie, Hyperosmolarität, Dehydratation, oft auch Hypernatriämie und Azotämie gekennzeichnet. Es fehlt die Ketoazidose, also keine Kußmaul-Atmung, kein Azetongeruch und kein Azetonnachweis im Harn. Die Prognose ist meist ungünstig.

Therapie
Trotz relativ hoher Blutzuckerwerte ist meist keine höhere Insulinzufuhr erforderlich. Infolge der starken Hyperosmolarität, wobei die Liquorhyperosmolarität länger als die Hyperosmolarität des Blutes anhält, sind meist Flüssigkeitsmengen von 10–15 l/24 h notwendig. Bei Hypernatriämie wird an Stelle von Kochsalz besser eine 2,5%ige Lävuloselösung oder eine 0,45%ige Kochsalzlösung gegeben. Wichtig ist, die Hyperosmolarität des Blutes nicht wesentlich rascher als die des Liquors zu normalisieren. Dabei sind Kontrollen der Osmolarität des Blutes *und* des Liquors hilfreich.

20.3 Das laktazidotische Coma diabeticum

In seltenen Fällen kommt es beim Diabetes mellitus zu einer Laktatvermehrung und damit zur metabolischen Azidose. Die Blutzuckerwerte sind dabei nur mäßig erhöht, die Ketoazidose fehlt, und es finden sich erhöhte Werte von SGOT, LDH sowie Serum- und Urinamylase. Das laktazidotische Koma geht meist mit einem Kreislaufschock einher. Man sollte immer daran denken, wenn beim Diabetes mellitus mit schwerer metabolischer Azidose die Ketosäurenvermehrung fehlt. Bei einer Laktaterhöhung im Serum über den kritischen Wert von 4 mmol/l (normal 9 mg% = 1 mmol/l) ist die Prognose ungünstig.

Auslösende Ursachen sind schwere hypoxämische Zustände, v. a. der Kreislaufschock und die CO-Intoxikation, eine Biguanidintoxikation, eine schwere Leberinsuffizienz, hochdosierte parenterale Gaben von Fruktose, Sorbit und Xylit, Alkoholintoxikation und Überproduktion von Laktat bei bösartigen Tumoren.

Therapie
Die Therapie besteht in einer Beseitigung der Ursachen und Behandlung der Azidose. Bikarbonatinfusionen unterhalb eines pH-Werts von 7,2, Hämodialyse bzw. Peritonealdialyse zur Eliminierung des Laktats und Insulininfusionen, v. a. wenn gleichzeitig noch eine Ketoazidose vorliegt.

21 Hypoglykämischer Schock

Ursachen
Absolute oder relative Überdosierung von Insulin bei zu hohen Dosen oder ungenügender Kohlenhydratzufuhr oder nach abnormen körperlichen Leistungen; absolute oder relative Überdosierung oder gestörte Ausscheidung (Niereninsuffizienz, Leberparenchymschaden) von Sulfonylharnstoffderivaten. Dabei ist auch an eine mögliche Interaktion mit anderen Medikamenten zu denken (Phenylbutazon, Kumarinderivate, Doxycyclin, Sulfonamide, Salizylate, Alkohol). Auch Alkoholabusus kann zu Hypoglykämien führen, wenn die Glykogendepots infolge mangelnder Nahrungsaufnahme leer sind. Seltenere Ursachen sind Inselzelladenome oder -karzinome, extrapankreatische Tumoren (Nierensarkom und -karzinom, Leberzellkarzinom, Magen- und Kolonkarzinom), eine ausgeprägte Leberinsuffizienz und die partielle Hepatektomie.

Symptome
Hungergefühl, Wesensveränderungen, Verwirrtheitszustände bis zum Bewußtseinsverlust, starke Schweißneigung, Tremor, Tachykardie, Lähmungen mit positiven Pyramidenzeichen, gelegentlich epileptiforme Krämpfe. Das Krankheitsbild wird zuweilen als apoplektischer Insult verkannt. Die Hypoglykämie nach Sulfonylharnstoffderivaten kann nach Absetzen des Medikaments oft nach Stunden bis Tagen rezidivieren. Die genannten Symptome treten unterhalb eines Blutzuckerwertes von etwa 50 mg% auf.

Untersuchungen zur Diagnose und Therapiekontrolle
Blutzuckerbestimmungen in etwa 2stündlichen Abständen, Messung
der Harnmenge, Untersuchung des Urins auf Zucker und Azeton.
Meist fällt dieser Befund negativ aus. Wenn der Patient allerdings
längere Zeit kein Wasser gelassen hat, kann der Urin trotz Hypoglykämie Zucker und evtl. Azeton enthalten. Ferner sind Kontrollen
des EKG und evtl. des EEG erforderlich.

Therapie
Injektion von 20–200 ml 40%iger Glukose i.v., so lange bis der Patient bewußtseinsklar ist. Anschließend eine Infusion von 500 ml
10–20%iger Glukose über 3–4 h, bei der Sulfonylharnstoffhypo-
glykämie 24–72 h. An Stelle der Infusion kann man auch stündlich
10–20 g Kohlehydrate oral verabreichen. Eventuell zusätzlich 1 mg
Glukagon i.m. Falls sich die Bewußtlosigkeit trotz Normalisierung
des Blutzuckers nicht bessert, kann eine irreversible Hirnschädi-
gung, insbesondere bei älteren Menschen, eingetreten sein.

22 Coma hepaticum

Hinsichtlich der Pathogenese unterscheidet man 2 Formen des Coma hepaticum, das endogene Leberkoma (Leberzerfallskoma) und
das exogene Leberkoma oder akute portale Enzephalopathie (Le-
berausfallskoma).

22.1 Endogenes Leberkoma

Ursachen
Schwere Virushepatitis (besonders gefährdet sind Frauen in der Me-
nopause); akute Fettleber in der Schwangerschaft; alkoholische Hepatitis; Vergiftungen (Knollenblätterpilz, Tetrachlorkohlenstoff und
andere chlorierte Kohlenwasserstoffe, Arsen, Phosphor); seltener
schwere dystrophische Schübe einer Leberzirrhose und schnell
wachsende primäre Karzinome.

Symptome
Motorische Unruhe, Flattertremor, schließlich Benommenheit bis
zum tiefen Koma, Erbrechen, Fieber, Foetor hepaticus, hämorrhagische Diathese, Tachykardie mit erhöhter Blutdruckamplitude, Leukozytose, Auftreten von Aszites und Ödemen, terminal Nierenversagen, respiratorische Insuffizienz.

Untersuchungen zur Diagnose und Therapiekontrolle
1) Kontrolle des Serumbilirubins und der Gallenfarbstoffe im
Harn.
2) Kontrolle von SGOT, SGPT, γ-GT, LDH, AP, LAP. Vorher erhöhte Werte von SGOT und SGPT fallen ab, die LDH bleibt erhöht,
AP und LAP sind häufig niedrig.
3) Kontrolle des Serumcholesterins und der Cholesterinester, letztere
zeigen einen raschen Abfall.
4) Kontrolle der Gerinnungsfaktoren, insbesondere von Faktor II, V,
VII, IX und X. Die Gerinnungsfaktoren fallen bereits vor Eintritt
des Komas ab. Eine Prothrombinzeit unter 20% ist prognostisch ungünstig. Der Faktor VIII, der nicht in der Leber synthetisiert wird,
steigt meist an.
5) Kontrolle der Serumelektrophorese: Es kommt zum Absinken des
Serumalbumins, der α_2- und β-Globuline und zum Abfall des Fibri-
nogens.
6) Kontrolle von Harnstoff, Kalium, Natrium, Chlor, des Säure-Basen-Haushalts und des Blutammoniakgehalts.
7) EKG-Kontrolle zur frühzeitigen Erfassung einer Hypokaliämie.
Prognostisch ungünstige Parameter sind: rasche Abnahme der Le-
bergröße bei deutlichem Feotor hepaticus (innerhalb weniger Stunden bis Tage); zunehmende Eintrübung des Sensoriums mit entsprechenden EEG-Veränderungen; Abfall des Prothrombins unter
10–15% als Folge der eingeschränkten Syntheserate der Faktoren II,
V und VII; plötzlicher Abfall initial erhöhter Transaminasen mit extrem hohen Serumbilirubinwerten.

Therapie
1) Ausschaltung auslösender Faktoren und Vermeidung lebertoxisch
wirkender Substanzen. Es sollten vermieden werden: Barbiturate,
Opiate, Phenothiazine, Diuretika, Leberextrakte, Methionin, Ammoniumchlorid, Sulfonamide, Tetrazykline, Erythromycin.

2) Ruhigstellung mit Valium oder Distraneurin.

3) Vermeidung von Eiweißzufuhr. Reine Kohlenhydratnahrung, z. B. 1–2 l 10–20%ige Glucoselösung i. v.

4) Hemmung ammoniakbildender Bakterienstämme durch Verabreichung von Neomycin (Bykomycin) 2–8 g/Tag oder Paronomycin (Humatin) 2–6 g/Tag.

5) Darmentleerung durch Abführen mit 40 ml einer 30%igen Magnesiumsulfatlösung, am besten durch eine Magen- oder Duodenalsonde; täglich ein hoher Einlauf.

6) Bilanzierte Flüssigkeitszufuhr; Beseitigung einer Hypovolämie durch i. v. Gabe kochsalzarmer 20%iger Humanalbuminlösungen oder Plasmaersatzmittel.

7) Elektrolytausgleich, insbesondere bei Hypokaliämie.

8) Ausgleich von Störungen im Säure-Basen-Haushalt.

9) Substitution fehlender Gerinnungsfaktoren.

10) Eine Heparintherapie bei akuter Leberinsuffizienz mit Verbrauchskoagulopathie ist problematisch und sollte nur durchgeführt werden, wenn gleichzeitig eine vollständige Substitution durchgeführt wird und die Thrombinzeit das 2fache der Normalzeit nicht überschreitet.

11) Eine Anämie sollte durch Bluttransfusionen ausgeglichen werden.

12) Eine respiratorische Insuffizienz erfordert Intubation und Beatmung.

13) Bei Absinken des Blutdrucks Dobutamin- und Dopamininfusionen.

14) Die Behandlung mit hohen Dosen Glukokortikoiden, insbesondere Methylprednisolon (alle 4–6 h 150 mg), wird noch durchgeführt, ihre Wirksamkeit ist bisher jedoch noch nicht gesichert. Nur bei der Alkoholhepatitis wird ein positiver Effekt diskutiert. Glukokortikoidgaben bringen die Gefahr von Blutungen aus Erosionen oder Ulzera im Magen oder im Duodenum mit sich. Deshalb sollte prophylaktisch Cimetidin (Tagamet) 4stündlich 200 mg/Tag oder Ranitidin (Sostril) 3- bis 4mal 50 mg/Tag gegeben werden.

22.2 Exogenes Leberkoma (Leberausfallskoma) oder akute portokavale Enzephalopathie

Ursachen

Leberzirrhose mit portaler Hypertension, Zustand nach operativ angelegten portokavalen Anastomosen, hypokaliämische Alkalose als Nebenwirkung einer Saluretikatherapie der Leberzirrhose („Mineralkoma").

Symptome

Neurologisch-psychiatrische Krankheitszeichen stehen im Vordergrund: nächtliche Unruhe, Flattertremor mit zittriger Handschrift und positivem Streichholzversuch, launenhaftes Verhalten, Euphorie, Enthemmung, Krämpfe, Schwerbesinnlichkeit, Apathie und Koma bis zur Enthirnungsstarre.

Untersuchungen zur Diagnose und Therapiekontrolle werden in gleicher Weise wie beim endogenen Leberkoma durchgeführt. Hinzu treten noch häufige Kontrollen des EEG.

Therapie

1) Folgende Faktoren können auslösend wirken und sollten daher vermieden werden: eiweißreiche Kost, Blutungen in den Magen-Darm-Kanal, Zufuhr stickstoffhaltiger Substanzen (z.B. Ammoniumchlorid, Harnstoff, Methionin), Saluretika, Sedativa, Opiate, Paraldehyd, Infektionen jeder Art und Narkosen.

2) Hemmung ammoniakbildender Bakterienstämme durch Gabe von Neomycin oder Paronomycin (s. S.60).

3) Laktulosetherapie mit Laevilac oder Bifiteral (20–100 g täglich, maximal 150 g). Laktulose hat eine abführende Wirkung. Man sollte die Dosis so bemessen, daß der Patient nicht mehr als zwei breiige Stühle täglich absetzt. Die Laktulosebehandlung ist auch zur Langzeittherapie Shuntoperierter geeignet.

4) Weitere therapeutische Maßnahmen wie beim endogenen Leberkoma.

23 Akute primäre Nebennierenrindeninsuffizienz

Die primäre Nebennierenrindeninsuffizienz ist durch eine Zerstörung eines Teils oder des gesamten Nebennierenrindengewebes ausgelöst.

Ursachen können eine tuberkulöse Erkrankung, eine hämorrhagische Infarzierung (z. B. Waterhouse-Friderichsen-Syndrom) oder auch eine idiopathische Atrophie der Nebennierenrinde sein. *Auslösende* Faktoren der akuten Insuffizienz sind häufig akute Infekte, operative Eingriffe, Elektrolyt- und Flüssigkeitsverluste durch Erbrechen, Diarrhö, Schweißverlust oder forcierte Diurese. Differentialdiagnostisch ist an eine sekundäre Nebenniereninsuffizienz durch verminderte Abgabe von ACTH oder des aus dem Hypothalamus kommenden Releasing-factors zu denken.

Symptome sind rasch sich entwickelnde Adynamie, Übelkeit und Erbrechen, Exsikkose, Blutdruckabfall, Schocksymptomatik, Somnolenz, Hypoglykämie, Hyperkaliämie, Hyponatriämie.

Therapie
1) Patienten flach im Bett lagern und gut zudecken (Untertemperatur!).
2) Legen eines Venenkatheters (V. basilica oder subclavia).
3) Blutentnahme zur Bestimmung von Natrium, Kalium, Harnstoff, Chlorid, Blutzucker, Säure-Basen-Haushalt.
4) I. v. Injektion von 100 mg eines wasserlöslichen Hydrokortisons oder i. v. Injektion von 50 mg Solu-Decortin zusammen mit 1 mg Aldocorten, zusätzlich 50 ml einer 40%igen Glukoselösung. Bei Hypovolämie Plasmaersatzmittel (Haemaccel, Macrodex), notfalls zusätzlich Dauertropfinfusion von Dopamin und Dobutamin (Dosen s. S. 12).
5) Die Hormonsubstitution muß fortgesetzt werden. Innerhalb der ersten 24 h 200 mg eines wasserlöslichen Hydrokortisons oder alle 4 h 25 mg Solu-Decortin und alle 8 h 0,5 mg Aldocorten. Zusätzlich 1500 ml physiologische Kochsalzlösung mit 150 g Glukose. Später Reduktion der Dosis je nach Symptomatik, Elektrolyt- und Blutzuckerwerten.
6) Vorsorgliche Gabe von Antibiotika.

24 Thyreotoxische Krise

Symptome

Bewußtseinstrübung bis zur Psychose, motorische Unruhe, Haut warm und gerötet, Schweißneigung, hyperzirkulatorischer Kreislauf mit Tachykardie und großer Blutdruckamplitude, evtl. absolute Arrhythmie bei Vorhofflimmern, Schwirren über der Schilddrüse, Temperaturen zwischen 39 und 41 °C, Blutzucker oft leicht erhöht, kein Azetonnachweis, gelegentlich Ausscheidung von Harnzucker.

Diagnose

Die Diagnose wird gesichert durch den Nachweis erhöhter Schilddrüsenhormone (T_3, T_4). Bei typischer klinischer Symptomatik sollte man diese Werte jedoch nicht abwarten, sondern sofort mit der Behandlung beginnen.

Therapie

1) Favistan i. v. 2×2 bis 2×3 Amp. (160–240 mg). Entsprechend der klinischen Symptomatik kann diese Dosis später bis auf 40 mg/Tag reduziert werden.

2) Nach der Gabe von Favistan 3–4 Tage 2–4 Amp. Endojodin i. v., am besten als Dauerinfusion. Später kann die Dosis auf 1–2 × 1 Amp. herabgesetzt werden, Behandlungsdauer meist 10–14 Tage.

3) Täglich 1–3 mg Reserpin (Serpasil) i. v.

4) β-Rezeptorenblocker, z. B. Dociton 3mal 20 bis 3mal 40 mg.

5) 50–200 mg Prednisolon parenteral.

6) Bei starker motorischer Unruhe zusätzlich sedierende Maßnahmen (z. B. lytischer Cocktail: Atosil, Dolantin und Hydergin).

7) Bei hohem Fieber Hypothermie.

8) Flüssigkeits- und Elektrolytersatz. Wenn möglich leicht verdauliche Kohlehydrate, Traubenzucker und Lävulose zuführen.

9) Gabe von Herzglykosiden nur bei manifester Herzinsuffizienz oder erwünschter negativ dromotroper Wirkung (Vorhofflimmern).

10) Vorsorgliche Antibiotikabehandlung.

11) Bei bedrohlichen Formen Senkung des Schilddrüsenhormongehalts des Blutes durch Plasmapherese [63, 64, 65]. Dabei werden pro Tag etwa 1500 ml Blut entnommen, das Plasma wird entfernt und die Erythrozyten werden mit einer äquivalenten Menge einer Plasmaproteinlösung reinfundiert. Diese Behandlung wird je nach dem klinischen Bild mehrere Tage hintereinander durchgeführt.

25 Hyperkalzämische Krise [6]

Ursachen
Überdosierung von kalziumhaltigen Präparaten, Vitamin D, AT 10, idiopathische infantile Hyperkalzämie, Ausfall von parathormonantagonistischen Hormonen (M. Addison, nach Adrenalektomie bei M. Cushing), primärer Hyperparathyreoidismus, massive Osteolyse bei Knochentumoren oder in Knochen metastasierende Tumoren, Leukämien, Sarkoidose der Epithelkörperchen; auch bei Malignomen ohne Knochenbefall (z. B. Bronchialkarzinom).

Symptome
Wesensveränderung, Desorientiertheit, Verwirrtheit, Somnolenz, Koma, Adynamie, Hyporeflexie, EKG-Veränderungen im Sinne der Hyperkalzämie (s. S. 136), Inappetenz, Erbrechen, Obstipation, Oligurie, Azotämie (Niereninsuffizienz).

Diagnose
Die Diagnose wird gesichert durch Nachweis einer Hyperkalzämie, Hypophosphatämie und Erhöhung des Parathormonspiegels im Blut.

Therapie
Die hyperkalzämische Krise ist eine Notfallsituation, die umgehendes Eingreifen verlangt. Es stehen folgende therapeutische Möglichkeiten zur Verfügung [18]:
1) Wenn die Nierenfunktion noch erhalten ist, kann man die Urinkalziumausscheidung durch maximale Diurese steigern. Unter Kontrolle des ZVD werden täglich 3000–6000 ml (notfalls noch mehr)

0,9%ige NaCl-Lösung infundiert, zusätzlich Lasix bis zu 80 mg alle 2 h. Ständige Kontrollen des Serumkalziums und des Serumkaliums (notfalls Substitution) sind notwendig.

2) Ist eine so massive Flüssigkeitszufuhr nicht möglich (Niereninsuffizienz), so ist die Phosphatinfusion das Mittel der Wahl. Infusion von 100 mmol Phosphor (0,081 mol Na_2HPO_4 und 0,019 mol KH_2PO_4) in 1000 ml Lösung, z. B. 5%iger Glukoselösung 8-12 h i. v. Damit kann man eine etwa 24-48stündige Senkung des Serumkalziums erzielen. Bei einmaliger Anwendung sind Organverkalkungen noch nicht zu befürchten, bei mehrmaliger Anwendung besteht jedoch diese Gefahr.

3) Mithramycin in einer Dosis von 25 µg/kg KG wobei oft 1-2 Injektionen genügen, um den Serumkalziumspiegel zur Norm zu senken.

4) Die bei Hyperkalzämie vorhandene Digitalisempfindlichkeit ist zu beachten.

5) Neben der Behandlung der hyperkalzämischen Krise sollte die Behandlung der Grundkrankheit eingeleitet werden.

6) In bedrohlichen Fällen Hämo- oder Peritonealdialyse.

26 Akute Niereninsuffizienz

Ursachen
1) Prärenal: Schock jeglicher Genese, Hämolyse, Verbrennungen, Exsikkose, Elektrolytentgleisung, Intoxikationen endogener und exogener Art, Allgemeininfektionen, Sepsis.
2) Renal: Akute Glomerulo- oder Pyelonephritis (oder akuter Schub bei vorbestehender chronischer Organerkrankung), Strahlennephritis, Nierenabszesse, Plasmozytomniere, Intoxikationen (Schwermetalle, Sulfonamide, Tetrachlorkohlenstoff, Glykokollderivate, Oxalate), Lupus erythematodes, Sklerodermie, Nierenarterien- oder -venenthrombose.
3) Postrenal: Harnabflußbehinderungen durch Nierenbecken- und Harnleitersteine, Blutkoageln, Tumoren, narbige Strikturen, Prostatavergrößerung.
4) Gemischte Formen.

Definition

Eine sich innerhalb von Stunden oder Tagen entwickelnde Oligurie (weniger als 500 ml Harn in 24 h) oder Anurie (weniger als 100 ml Harn in 24 h) mit konsekutiver Urämie [5, 24, 123].

Verlauf

1) Initiale Phase mit Rückgang der Tagesharnmenge. Dauer: Stunden bis Tage.

2) Oligurisch-anurische Phase. Dauer: 8–12 Tage, evtl. auch länger. Bei Anurie steigt die Harnstoffkonzentration im Serum um etwa 50–60 mg% pro Tag an, wobei der Harnstoff-Kreatinin-Quotient (normal etwa 19) konstant bleibt. Bei Zuständen mit vermehrtem Katabolismus und ausgedehntem Gewebsuntergang (z. B. posttraumatisch, postoperativ, bei schweren Allgemeininfektionen) steigt die Harnstoffkonzentration rascher an, so daß der Harnstoff-Kreatinin-Quotient erhöht ist. Gleichzeitig kommt es zum Abfall der Bikarbonatkonzentration, zum Anstieg von Kalium und Magnesium sowie zum Abfall von Kalzium bei meist normalem Natrium.

3) Polyurische Phase. Dauer 1–3 Wochen oder länger. Zu Beginn der polyurischen Phase muß mit einem weiteren Anstieg oder nur zögerndem Abfall der Retentionswerte gerechnet werden.

Untersuchungen zur Diagnose und Therapiekontrolle

1) Eingehende (Fremd)anamnese. Frage nach Schock, Infekten, Erbrechen, Diarrhö, Intoxikationen, Arzneimitteleinnahme, früheren Erkrankungen, nach subjektiven Beschwerden, Koliken, Steinabgang, Schwangerschaftskomplikationen, Ergebnis früherer Harnuntersuchungen und Blutdruckmessungen. Frage nach früheren Operationen oder Bestrahlungen.

2) Eingehende körperliche Untersuchung mit Reflexstatus. Blutdruckmessung. Augenhintergrund.

3) Einlegen eines Blasendauerkatheters mit Aufstellen der Flüssigkeitsbilanz.

4) Harnstatus, Harnkultur, evtl. auch Blutkultur.

5) Blutentnahme zur Bestimmung von: Blutbild (einschließlich der Thrombozyten), Blutgruppe, Hämatokrit, Harnstoff, Kreatinin, Kalium, Natrium, Chlor, Kalzium, Phosphat, Elektrophorese, Säure-Basen-Haushalt.

6) EKG.

7) Thoraxaufnahme.

8) Nierenleeraufnahme und Nierensonographie. Bei Verdacht auf Harnabflußbehinderung urologische bzw. auch gynäkologische Untersuchung.

Therapie

Ziel der Behandlung ist eine Überbrückung der bedrohlichen, durchschnittlich 14 Tage dauernden oligurisch-anurischen Phase. Unabhängig von der Ursache ist die Dialysebehandlung in der Regel die Therapie der Wahl. Eine alleinige konservative Behandlung kommt nur für leichtere Fälle von Niereninsuffizienz in Frage oder aber als erste Maßnahme, bis eine Dialyse möglich ist.

Konservative Therapie

1) Bilanzierung des Flüssigkeitshaushaltes

Zur Deckung des basalen Wasserbedarfs benötigt der Körper etwa 400–500 ml in 24 h. Diesem Basisbedarf sind alle meßbaren Wasserverluste durch Restdiurese, Erbrechen, Durchfälle, Drainagen zuzurechnen. Der basale Flüssigkeitsbedarf nimmt bei forcierter Atmung und bei Fieber (Erhöhung der Temperatur um 1 °C steigert die Wasserabgabe um 10–20%) zu. Die zuverlässigste Kontrolle ist die tägliche Gewichtsbestimmung.

Bei der akuten Azotämie wird ein leichter Wassermangel besser toleriert als ein Wasserüberschuß. Deshalb ist es zweckmäßig, die Flüssigkeitszufuhr unter fortlaufender Kontrolle des ZVD vorzunehmen. Versuche, die Oligurie durch forcierte Infusionsbehandlung zu durchbrechen, sind wegen der Gefahr der Überwässerung mitunter gefährlich. Jedoch kann man v.a. beim prärenalen akuten Nierenversagen versuchen, die Diurese durch Gabe von 250–1000 mg Furosemid (Lasix) in 5%iger Glukoselösung mit einer Infusionsdauer von 1 h zu steigern. Die Fortsetzung dieser Maßnahmen erscheint sinnvoll, wenn die Ausscheidung um mehr als 50 ml/h zunimmt. Besteht die Oligurie länger als 48 h, ist im allgemeinen keine diuresesteigernde Wirkung mehr zu erwarten.

Bilanzierung des Elektrolythaushalts

a) *Behandlung der Hyperkaliämie: Vermeidung der Kaliumzufuhr.* Kein Obst, keine Obstsäfte, keine kaliumhaltigen Infusionslösungen, keine kaliumhaltigen Medikamente (z. B. K-Penicillin), keine gelagerten Blutkonserven. *Reduktion des endogen entstehenden Kaliums* durch ausreichende Kalorienzufuhr, Behandlung von Infekten, Entfernung von Eiter, Vermeidung katabolwirkender Medikamente (z. B. Glukokortikoide und Tetrazykline). *Medikamentöse Elimination von Kalium* aus dem Organismus durch Austauschharze: Sorbisteril 20–50 g in 20%iger Sorbitlösung 6stündlich oral, beim Bewußtlosen durch die Magensonde, oder Klysmen von 30–50 g Resonium A in 50 ml einer 70%igen Sorbitlösung oder in 100 ml lauwarmem Wasser. Diese Klysmen können alle 4–6 h wiederholt werden. Bei *bedrohlicher Hyperkaliämie* (Kalium über 7 mval oder schweren EKG-Veränderungen) 50–100 ml 10%iges Kalziumglukonat innerhalb von 15 min als Infusion i. v., gefolgt von 50–100 ml Natriumbikarbonat. Im Wirkungseintritt langsamer, dafür länger anhaltend ist die Glukose-Insulin-Infusion (25–50 g Glucose als 25%ige Lösung zusammen mit 10–20 E Alt-Insulin).

b) *Steuerung der Natriumbilanz:* Meist ist beim akuten Nierenversagen eine Natriumzufuhr nicht erforderlich, nur bei starkem gastrointestinalen Natriumverlust und bei unkontrollierter Zufuhr natriumfreier Flüssigkeit. Bei der Verdünnungshyponatriämie mit Serumwerten unter 120 mval und der Gefahr des Hirnödems kann man bis zur Dialyse als Überbrückung eine osmotische Diurese mit Sorbit versuchen (50–200 ml einer 70%igen Sorbitlösung oral oder durch die Magensonde). Eine Hypernatriämie ist meist Folge von Wassermangel und durch Mehrzufuhr von Zuckerlösungen zu beheben.

c) *Kalzium und Magnesium:* Im oligurischen Stadium besteht immer eine Hypokalzämie und Hypermagnesiämie. Sie sind meist nicht behandlungsbedürftig.

3) Säure-Basen-Haushalt

Die bei der akuten Niereninsuffizienz bestehende metabolische Azidose ist behandlungsbedürftig, wenn der aktuelle pH-Wert unter 7,25 bzw. die Standardbikarbonatkonzentration unter 15 mval/l absinkt. Schnelles Eingreifen ist besonders bei gleichzeitiger Hyperkaliämie geboten. Die notwendige Basenzufuhr kann nach der Formel:

Körpergewicht (kg) mal 0,3 mal Basenüberschuß
berechnet werden. Zur Substitution ist Natriumbikarbonat dem Natriumlaktat vorzuziehen. Die Infusionsgeschwindigkeit sollte
50 mval $NaHCO_3$/h nicht überschreiten.

4) Verminderung des Eiweißkatabolismus

Durch *Verminderung der Eiweißzufuhr:* Während der ersten 48-72 h
völlige Eiweißkarenz oder Einschränkung der täglichen Eiweißzufuhr auf 0,5 g/kg KG/Tag unter Verwendung von Eiweißgemischen
mit hohem Gehalt an essentiellen Aminosäuren. Ferner durch *kalorienreiche Nahrung* von mindestens 100 g Glukose/24 h. Falls eine
orale Zufuhr nicht möglich ist, kann man 20-50%ige Glukose durch
Venenkatheter zuführen. Schließlich durch *Beseitigung von Eiweiß-zerfallsprodukten* bei Infektionen, Nekrosen, Hämatomen und durch
Vermeidung katabol wirkender Medikamente wie z. B. Glukokortiko-ide und Tetrazykline.

5) Behandlung von Komplikationen

Bei *Infektionen* ist die infolge eingeschränkter Nierenfunktion geringere Antibioticadosierung zu beachten. Besonders nephrotoxisch
sind: Sulfonamide, Tetrazykline, Gentamycin, Kanamycin, Colistin,
Streptomycin, Cephaloridine und Amphothericin B. Bei *renaler
Anämie und Blutungskomplikationen* sollten nur bei zwingender Indikation (IIb unter 6-8 g%) Erythrozytenkonzentrate gegeben werden. Beim Hochdruck, der meist ein Hinweis auf ein renales Grundleiden ist, empfiehlt sich die Verordung von Clonidin (Catapresan),
Prazosin (Minipress), Hydrazinophtalazin (Nepresol) oder Nifedipin (Adalat). Gegebenenfalls kann, insbesondere bei einer Nierenarterienstenose, ein ACE-Hemmer (Lopirin, Tensobon) gegeben werden. – Bei jeder Verordnung eines Medikaments muß die Gefahr der
Retention und Kumulation beachtet werden.

Dialysetherapie [13, 30]

Indikationen der Peritonealdialyse:
1) Unkompliziertes akutes Nierenversagen;
2) akuter Schub einer chronischen Niereninsuffizienz;

3) bei Patienten, die sich wegen kardiovaskulärer Komplikationen nicht zur Hämodialyse eignen; dazu gehören Blutungsneigung, Schockzustände, schwere Herzinsuffizienz, hochgradige Überwässerung, fehlender Gefäßzugang.

Kontraindikationen der Peritonealdialyse:
Entzündliche Prozesse im Bauch, frische Bauchtraumen, Bauchfellverwachsungen, innere und äußere Hernien, Gravidität.

Indikationen der Hämodialyse:
1) Intermittierende Dauerdialyse;
2) akutes Nierenversagen, wenn eine Peritonealdialyse kontraindiziert oder bei schweren hyperkatabolen Zuständen nicht wirksam genug ist;
3) Vergiftungen.

Kontraindikationen der Hämodialyse:
Hämorrhagische Diathesen, Heparinallergie, schwere Herzinsuffizienz, Schock, Unmöglichkeit der Gefäßkanülierung.

Zeitpunkt der Dialyse:
Ziel der Dialyse ist es, urämische Intoxikationszeichen und bedrohliche Störungen des Wasser-, Elektrolyt- und Säure-Basen-Haushalts zu verhindern. So ergeben sich für die akute Niereninsuffizienz folgende Indikationen:
1) Laborwerte: Harnstoff im Serum $> 150\text{–}200$ mg%, Kreatinin im Serum $> 6\text{–}8$ mg%.
2) Unabhängig von den Harnstoff- und Kreatininwerten:
a) nicht beherrschbare Überwässerung,
b) nicht beherrschbare Hyperkaliämie (Kalium über 7 mval/l, schwere EKG-Veränderungen oder neurologische Erscheinungen),
c) hyperkataboles Nierenversagen,
d) Perikarditis,
e) zerebrale Krampfanfälle.
Die Dialyse muß so lange und so oft fortgesetzt werden, daß in keinem Stadium urämische Intoxikationserscheinungen auftreten. Auch zu Beginn der polyurischen Phase muß mit einem weiteren Anstieg oder mit verzögertem Abfall der Retentionswerte gerechnet werden.

27 Störungen des Wasser-, Elektrolyt- und Säure-Basen-Haushalts [58, 62, 80, 81, 100]

Der menschliche Organismus besteht zu etwa 70% aus Wasser, zwei Drittel des Körperwassers finden sich im intrazellulären, ein Drittel im extrazellulären Raum. Letzterer unterteilt sich in einen interstitiellen und einen intravasalen Raum, die im Verhältnis 1:5 stehen. Die Elektrolytverteilung im Extra- und Intrazellulärraum ist unterschiedlich. Im ersteren überwiegen Natrium, Chlor und HCO_3, im Intrazellulärraum Kalium, Magnesium, Protein und HPO_4. Der Wasserbedarf liegt bei etwa 2,6 l/Tag, wobei der Wasserverlust durch den Harn etwa 1500 ml, durch den Stuhl 200 ml, durch die Haut 600 ml und durch die Lunge 300 ml beträgt. Der Elektrolytbedarf liegt für Natrium durchschnittlich bei 100–200 mval = 2–5 g und für Kalium bei 50–100 mval = 2–4 g. Im Harn werden durchschnittlich 130 mval Natrium, 75 mval Kalium und 150 mval Chlor ausgeschieden.
Störungen im Wasser- und Elektrolythaushalt sind meist Folgeerscheinungen oder Komplikationen anderer Erkrankungen.

27.1 Bilanzstörungen von Wasser und Natrium

1) Hypertone Dehydratation (Wassermangel, Durstexsikkose)
Sie entsteht bei verminderter Wasseraufnahme oder vermehrtem Wasserverlust mit Anstieg der Natriumkonzentration zunächst im Extrazellulärraum, später auch im Intrazellulärraum. Sie kommt bei fieberhaften Erkrankungen, komatösen Zuständen, Diarrhöen, Hyperventilation und Diabetes insipidus vor. Symptome sind heiße trockene Haut, rauhe Zunge, Sistieren der Speichelsekretion, starkes Durstgefühl, Blutdruckabfall, Tachykardie, Verwirrtheit, Koma und schließlich Nierenversagen. Die Laborbefunde zeigen eine Erhöhung des Hb- und Hämatokritwertes und der Erythrozytenzahl. Das mittlere Erythrozytenvolumen ist verkleinert bei unverändertem HbE und erhöhter MCHC, das Serumnatrium erhöht.

Therapie
Zufuhr von 3–10 l Wasser als isotone Glukose- oder Lävuloselösung, beim Diabetiker als hypotone (0,45–0,60%ige) Kochsalzlösung. Die Berechnung des Wasserdefizits kann nach folgender Formel erfolgen:

Extrazelluläres Wasserdefizit =

$$\frac{\text{Natriumistwert} - \text{Natriumsollwert } (142) \cdot 0{,}2 \cdot \text{kg KG}}{\text{Natriumsollwert } (142)}$$

Das Gesamtwasserdefizit unter Berücksichtigung auch des intrazellulären Wasserverlusts entspricht dem 3fachen dieses Wertes. Zusätzlich muß die am Tag normalerweise benötigte Wassermenge (2-2,6 l) zugeführt werden, wobei sich der tägliche Wasserbedarf bei Fieber pro Grad Temperaturerhöhung um etwa 500 ml erhöht. Die Substitution muß so lange fortgesetzt werden, bis das spezifische Gewicht des Harns unter 1015 absinkt.

2) Hypotone Dehydratation (Natriummangel)

Sie entwickelt sich bei verminderter Natriumzufuhr oder gesteigertem renalem oder extrarenalem Natriumverlust, z. B. bei Nebennierenrindeninsuffizienz, chronischem Diuretikagebrauch, polyurischer Nephritis, Durchfallerkrankungen, Fisteldrainagen und starkem Schwitzen. Symptome sind Schwindel, Kollaps beim Aufrichten, Erbrechen, Wadenkrämpfe, Gewichtsabnahme und erniedrigte Körpertemperatur. Das Harnvolumen ist zunächst noch normal, schließlich kann es zur Azotämie kommen. Die Laborbefunde zeigen eine Erhöhung des Hb-Gehalts und der Erythrozytenzahl. Der Hämatokrit ist mäßig erhöht, das mittlere korpuskuläre Erythrozytenvolumen erhöht, der HbE unverändert, MCHC erniedrigt. Das Serumnatrium ist erniedrigt, kann aber in leichteren Fällen noch im Normbereich liegen. Bei Verdacht auf renale Natriumverluste wird die Natriumausscheidung im Urin kontrolliert, die normalerweise der Zufuhr (100-150 mval/24 h) entspricht.

Therapie

In leichten Fällen genügt eine Kochsalzzulage zur Nahrung von 5-7 g täglich (= 85-120 mval). Meist ist jedoch eine Infusionsbehandlung nicht zu umgehen: bei noch normaler Natriumkonzentration 0,9%ige Kochsalzlösung, bei stärkerer Hyponatriämie Infusion hypertoner Kochsalzlösung. Zur Vermeidung einer Hyperchlorämie mit reaktiver metabolischer Azidose wird jeweils ⅕ des Natriumbedarfs durch Natriumbikarbonat-Lösung substituiert (Zusatz von 50 ml 1,4%iger $NaHCO_3$-Lösung zu je 200 ml Kochsalzlösung). Die

Berechnung des Natriumdefizits ergibt sich aus folgender Formel:
Natriumdefizit = Natriumsollwert − Natriumistwert · 0,6 · kg KG.

3) Isotone Dehydratation

Sie tritt bei Verlust extrazellulärer Flüssigkeit ein und kommt bei
Blutungen oder enteralem Flüssigkeitsverlust (z. B. Cholera) vor. Die
Patienten zeigen eine Tachykardie, Kollapsneigung, Erbrechen,
Muskelkrämpfe, starkes Durstgefühl, Absinken des Harnvolumens
und schließlich das Vollbild des hypovolämischen Schocks. Die cha-
rakteristischen Laborbefunde sind Erhöhung von Hb-Gehalt, Erythrozytenzahl und Hämatokrit. Das mittlere Erythrozytenvolumen,
der mittlere Hb-Gehalt des Erythrozyten und das Serumnatrium liegen im Normbereich.
Die *Therapie* besteht lediglich in der Gabe isotoner Elektrolytlösungen.

4) Hypertone Hyperhydratation (Natriumüberschuß) [154]

Sie kommt vor bei übermäßiger Kochsalzzufuhr oder mangelhafter
renaler Ausscheidung und ist gekennzeichnet durch einen Anstieg
des osmotischen Drucks im Extrazellulärraum und Abnahme des
Volumens im Intrazellulärraum. Symptome sind Blutdruckanstieg,
Lungenödem, Erbrechen, Durchfall, Ödeme, Hyperpnoe, Hyperpy-
rexie, Hyperreflexie und Lethargie bis zum Koma. Die Laborbefunde zeigen eine Erhöhung des Serumnatriums, eine Erniedrigung des
Hb-Gehalts und der Erythrozytenzahl, der Hämatokrit ist erniedrigt,
ebenso das mittlere Erythrozytenvolumen; MCHC erhöht. Die *Therapie* besteht in Absetzen jeglicher Kochsalzzufuhr.

5) Hypotone Hyperhydratation (Wasserüberschuß)

Sie geht mit einer Volumenzunahme im intrazellulären und extrazellulären Raum einher und wird beobachtet bei Überwässerung mit
isotoner Kohlenhydratlösung, z. B. postoperativ oder bei Urämien,
bei Infusionen von PAS als Natriumsalz, bei Kochsalzverlust durch
starkes Schwitzen und bei erhöhtem antidiuretischen Hormonspie-
gel. Symptome sind akute Hirnschwellung mit Übelkeit, Erbrechen,
Somnolenz, vermehrtem Tränen- und Speichelfluß, Muskelkonvul-
sionen und Durchfällen. Oligurie, Ödeme und Azotämie fehlen. Von
den Laborbefunden sind Erythrozytenzahl, Hb-Gehalt und Häma-

tokrit erniedrigt, das mittlere Erythrozytenvolumen ist erhöht, der mittlere Hb-Gehalt des Erythrozyten erniedrigt, ebenso das Serumnatrium (meist unter 125 mval). Im Gegensatz zur hypotonen Dehydratation handelt es sich nicht um eine Mangel- sondern um eine Verdünnungshyponatriämie.

Therapie

Leichtere Zustände lassen sich durch einen 24stündigen totalen Flüssigkeitsentzug korrigieren. Anschließend weitere Reduktion der Flüssigkeitszufuhr auf 600 ml/Tag, zuzüglich des Harnvolumens. In schweren Fällen osmotische Diurese mit hypertoner Mannitlösung (250–500 ml einer 20%igen Mannitlösung) oder reine Wasserdiurese mittels Alkoholinfusion i.v. (5%ig in 5%iger Glukose- oder Sorbitlösung). Bei Koma oder Krämpfen 5%ige Kochsalzlösung dauernd (6 ml/kg KG) oder intermittierend in einer Dosis von 50–100 ml in stündlichen Intervallen infundieren, bis die Serumnatriumkonzentration 130 mval/l erreicht hat. Die Gesamtmenge sollte 400 ml nicht überschreiten. Die Flüssigkeitszufuhr muß dabei unterbunden werden. Bei klinisch unklaren hyponatriämischen Zuständen kann Infusion von 50 ml 5%iger Kochsalzlösung differentialdiagnostisch bedeutsam sein. Bei der Wasserintoxikation kommt es schlagartig zum Verschwinden der klinischen Symptome, bei echtem Natriummangel tritt kein Effekt ein. Als letzte Möglichkeit steht die Peritoneal- oder Hämodialyse zur Verfügung.

6) Isotone Hyperhydratation

Sie führt zu einer Volumenzunahme des Extrazellulärraums und kommt vor bei Überladung mit physiologischer Kochsalzlösung, bei Herzinsuffizienz und bei Nephrose. Die Patienten zeigen eine Gewichtszunahme, Ödeme, Heiserkeit und Atemnot. Von den Laborbefunden sind Erythrozytenzahl, Hb-Gehalt und Hämatokrit erniedrigt, das mittlere Erythrozytenvolumen normal, ebenso der mittlere Hb-Gehalt des Erythrozyten und das Serumnatrium.

Die *Therapie* besteht in Reduktion der Infusionsmenge und Entwässerung.

27.2 Störungen des Kaliumhaushalts

Beim Kaliummangel liegt vorwiegend ein intrazelluläres Kaliumdefizit vor, das sich von einem bestimmten Schweregrad an auch durch eine Hypokaliämie (unter 3,6 mval) manifestiert. Etwa 98% des Körperkaliums befinden sich im intrazellulären Raum, 2% im extrazellulären Raum. Die tägliche Kaliumzufuhr beträgt etwa 75–100 mval, der tägliche Minimalbedarf 40–50 mval. Die Kaliumausscheidung erfolgt zu 90% über die Nieren, zu 10% mit dem Stuhl, geringe Mengen auch mit der Schweißsekretion.

1) Hypokaliämie [94]

Ursachen sind a) verminderte Kaliumzufuhr bei langdauernder Unterernährung, bei chronischen Erkrankungen des oberen Intestinaltraktes und bei Infusionstherapie mit kaliumfreien Flüssigkeiten; b) ein erhöhter Kaliumverlust, entweder renal bei chronischer Pyelonephritis, Tubulopathien, Diuretikatherapie, Cushing-Syndrom, Conn-Syndrom, sekundärem Hyperaldosteronismus oder enteral bei chronischem Laxanzienabusus, Erbrechen, Durchfällen, enteralen Fisteln, Zollinger-Ellison-Syndrom; c) Kaliumverteilungsstörungen bei familiärer hypokalämischer paroxysmaler Lähmung, Insulinbehandlung beim Coma diabeticum und Alkalose.
Symptome sind Tonus- und Reflexverminderung, Muskelschwäche, Paresen, Obstipation, paralytischer Ileus, Isosthenurie, Polyurie, Polydipsie, Blasenlähmung, Digitalisempfindlichkeit, Herzrhythmusstörungen, EKG-Veränderungen, Hypotonie und Ödeme.

Therapie

Der Serumkaliumspiegel sollte über 3,5 mval/l liegen, er ist jedoch nur bei ausgeglichenem Säure-Basen-Haushalt und im Zustand normaler Hydratation ein Maß für das Gesamtkörperkalium. Die Berechnung des Kaliumdefizits erfolgt nach folgender Formel:

$$\text{Kaliumdefizit in mval} = \frac{\text{Körpergewicht in kg} \cdot \text{Kaliumsollwert} - \text{Kaliumistwert}}{5}$$

Bei Alkalosen sollte die Kaliumzufuhr als Kaliumchlorid erfolgen, bei metabolischer Azidose als Kaliumbikarbonat. Bei intravenöser Kaliumsubstitution liegt die maximale Tagesdosis zwischen

100–150 mval. Pro Stunde sollten nicht mehr als 20 mval Kalium infundiert werden. Kaliumsparende Medikamente sind Spironolacton (Aldactone, Osyrol) und Triamteren (Iatropur).

2) Hyperkaliämie [23]

Ursachen sind a) erhöhte Zufuhr bzw. Freisetzung des Kaliums aus den Zellen bei langdauernder Infusionstherapie und fehlerhafter parenteraler Ernährung, bei Hämolysen, Thrombozytose, Azidose (Ketoazidose, Milchsäureazidose, Vergiftung mit Salizylaten oder Methanol), bei katabolen Zuständen (Operation, Trauma, Verbrennung, schwere Infekte); b) eine herabgesetzte renale Ausscheidung bei akutem und chronischem Nierenversagen, Nebennierenrindeninsuffizienz, Hypoaldosteronismus bei chronischem Nierenversagen und Spironolactontherapie; c) Kaliumverteilungsstörungen mit Normokaliämie im Serum und intrazellulärer Hyperkaliämie nach Zufuhr großer Mengen von Glukose, Fruktose, Insulintherapie, Testosteronbehandlung bei familiärer periodischer Paralyse.

Fälschliche Erhöhungen können vorkommen durch Hämolyse der Blutprobe, durch Thrombozytose jeglicher Ätiologie und durch Muskelbeanspruchung des Unterarms vor der Blutentnahme.

Symptome der Hyperkaliämie sind Parästhesien, Störungen des Geschmacks, schlaffe Lähmungen, EKG-Veränderungen, Wechsel zwischen Tachykardie und Bradykardie bis zum Kreislaufstillstand.

Therapie

Die Behandlung sollte einsetzen, wenn das Kalium 5,5 mval übersteigt.

a) *Verabreichung von Kaliumantagonisten.* Bei Hyperkaliämien über 6,5 mval ist die sofortige i. v. Injektion von 10–30 ml einer 10%igen Kalziumglukonatlösung innerhalb von 1–5 min erforderlich. Das Kalzium hebt die kardiotoxische Wirkung des Kaliums auf, ohne jedoch den Kaliumspiegel zu senken.

b) *Verschiebung von Kalium aus dem Extra- in den Intrazellulärraum.* Entweder durch Alkalisierung mit Natriumbikarbonat (50 ml einer 8,4%igen Lösung innerhalb von 5 min i. v., diese Dosis nach 10–15 min wiederholen) oder durch Gabe von Glukose und Insulin (200 ml 10%ige Glukoselösung mit 10 E Alt-Insulin innerhalb von 30 min i. v.). Die Wirkung hält etwa 6 h an. Zur Vermeidung einer

76

Hypoglykämie nach Absetzen werden anschließend 250–500 ml 5%ige Glukose infundiert.

c) *Entfernung von Kalium aus dem Körper* durch Kationenaustauscher: Resonium A tauscht Kalium gegen Natrium aus. Bei Ödemneigung ist Sorbisterit vorzuziehen, das Kalium gegen Kalzium austauscht. Von beiden Harzen werden täglich 3- bis 4mal 20 g in Wasser per os oder 2- bis 4mal 50 g in 200 ml 5%iger Glukose als Klysma verabreicht. Am sichersten erfolgt die Entfernung des Kaliums durch Peritoneal- oder Hämodialyse.

d) *Vermeidung jeglicher Kaliumzufuhr:* Kaliumreiche Nahrungsmittel sind Milch, Fleisch, Geflügel, Fisch, Kartoffeln, frische und getrocknete Früchte und frische Gemüse. Kaliumreich sind auch Penicillin G und Blut.

27.3 Störungen des Säure-Basen-Haushalts [70, 147, 153]

1) Metabolische Azidose

Ursachen sind a) endogene Mehrbildung fixer Säuren bei diabetischer Ketose, Lactacidose und Vergiftungen, die chronische Niereninsuffizienz sowie Hunger und Fieber; b) eine verminderte renale Wasserstoffionenausscheidung bei tubulärer hyperchlorämischer Azidose (Albright-Syndrom) und bei chronischer Niereninsuffizienz; c) ein verstärkter renaler oder extrarenaler Basenverlust bei starken Durchfällen, Galle-, Pankreas- und Dünndarmfisteln, bei Ureterosigmoideostomie, nach Gabe bestimmter Diuretika (z.B. Diamox) und Ammoniumchlorid.

Typische *Symptome* sind Kussmaul-Atmung, Neigung zum Blutdruckabfall infolge Herabsetzung der Kontraktilität des Herzmuskels, verringerte Ansprechbarkeit der Gefäße gegenüber Katecholaminen und Angiotensin, zerebrale Symptome mit Nausea und Koma und eine Störung des Zellstoffwechsels (schlechte Wundheilung).

Therapie

Zuerst ist das Grundleiden zu behandeln. Dann sollte eine Substitution durch alkalisierende Medikamente erfolgen, wobei folgende Formel eine Dosisrichtline der notwendigen Hydroxylionen ist:
Notwendige Basenzufuhr in mval = Körpergewicht (kg)·0,3·negativer Basenüberschuß.

Infusion isotoner (1,4%iger) oder, wenn die Flüssigkeitszufuhr niedrig gehalten werden muß, molarer (8,4%iger) Bikarbonatlösung mit einer Infusionsgeschwindigkeit bei isotoner Lösung von 250 ml/h bei molarer Lösung von 50 ml/h. Infusionen mit Natriumlaktat sollten wegen der Gefahr der Laktazidose vermieden werden. Auch Tris-Puffer (THAM) sollten nicht verabreicht werden.

2) Metabolische Alkalose

Ursachen sind a) Verlust saurer Valenzen bei Verlorengehen von Magensaft und bei Saluretika- und Kortikoidzufuhr; b) übermäßige Zufuhr basischer Valenzen z. B. in Form von Bikarbonat bei der Ulkusbehandlung und bei Milch-Alkali-Syndrom; c) beim Kaliummangel und Chlormangel.

Symptome sind oberflächliche Atmung, Neigung zu tetanischen Krämpfen, Anorexie, Übelkeit, Erbrechen, Verwirrtheit, Apathie und Koma.

Therapie

Häufig gelingt die Korrektur einer metabolischen Alkalose allein durch Behebung eines Kaliumdefizits mit Kaliumchlorid. Bei schweren Zuständen empfiehlt sich die Infusion isotoner NaCl oder KCl-Lösungen und die Infusion von L-Lysinhydrochlorid (Elomel 5: Tagesdosis bis zu 1000 ml).

3) Respiratorische Azidose. Immer Folge ungenügender Ventilation mit Erhöhung des CO_2-Partialdrucks im Blut.

4) Respiratorische Alkalose. Auch als Hyperventilationssyndrom bekannt bei Neurosen, Neuropathien, zentralnervösen Störungen, Herz- und Lungenaffektionen, Fieber, verschiedenen Medikamenten und Vergiftungen.

27.4 Flüssigkeits- und Elektrolytzufuhr bei Bewußtlosen

Der Flüssigkeitsbedarf wird am besten durch Zufuhr serumähnlicher Elektrolytlösungen mit etwa 2500 ml/Tag gedeckt. Bei Fieber, Schweißneigung oder vorbestehender Dehydratation können bis zu 5–7 l erforderlich sein. Vor Anwendung äquilibrierter Lösungen ist die Nierenfunktion zu prüfen. Bei Vorhandensein einer Niereninsuffizienz mit erhöhtem Harnstoff muß geklärt werden, ob das Nierenversagen durch Dehydratation bedingt ist. Man führt zunächst eine kaliumfreie hypotone Starterlösung, evtl. auch 5%ige Glukose zu (500 ml/h). Erfolgt danach keine Wasserausscheidung, liegt ein Nierenversagen vor, das nicht auf einem Wassermangel beruht und entsprechend behandelt werden muß (s. S.65).

27.5 Postoperative Flüssigkeits- und Elektrolytzufuhr

Präoperativ bestehender Wasser- und Elektrolytmangel ist auszugleichen (s. S.153). Am Operationstag sollten 2000 ml Flüssigkeit zugeführt werden, 500 ml 5%ige Lävulose oder Glukose und 1500 ml Halbelektrolytlösung oder Tutofusion OPS. Die Infusion wird während der Operation begonnen, Blutverluste werden durch Vollblut ersetzt.

Postoperativ kann man 3 Phasen unterscheiden: In der *1. Phase* kommt es durch den Operationsstreß zur adrenokortikoiden Reaktion mit Ausschüttung von ACTH, Steroiden und Vasopressin. Dadurch entsteht am ersten postoperativen Tag eine Oligurie mit Absinken der renalen Natriumausscheidung und erhöhter Kaliumausscheidung. Die Stickstoffbilanz wird negativ. Ein postoperativ hohes Harnvolumen ist ein eher ungünstiges Zeichen. Es entsteht, wenn präoperativ ein Elektrolyt- oder Wassermangel bestanden hat. Bei diesen Patienten bleibt die adrenokortikoide Phase aus, und es kann zum Natriummangel kommen. Bei fehlenden Komplikationen sollten in der 1. Phase täglich 1500 ml Flüssigkeit zugeführt werden (1000 ml 5%ige Glukose oder Lävulose und 500 ml Tutofusin B oder Tutofusin OPS). Die alleinige Zufuhr von Glukose ohne Kochsalzzusatz ist ungünstig, da es leicht zur Hydratation kommt. Bei Drainagen müssen zusätzlich diese Verluste ersetzt werden. Bei Verlust alkalischer Sekrete (Dünndarm, Pankreas, Galle) kann eine metabolische Azidose entstehen, daher sind in diesen Fällen Lösungen mit hohem Gehalt an Pufferionen angezeigt. Bei Verlust von saurem Magensaft kann sich eine metabolische Alkalose entwickeln, die mit Chloridlösungen korrigiert werden kann.

In der *2. postoperativen Phase* (2.-3. Tag) nimmt die Natriumausscheidung zu, die Kaliumausscheidung wird geringer. Bei komplikationslosem Verlauf ist jetzt eine Infusionstherapie nicht mehr erforderlich, ausgenommen der Ersatz von Sekreten, Fisteldrainagen und zusätzlicher Flüssigkeitsverluste bei Fieber. Sie wird am besten durch hypotone Kochsalzlösung (z.B. Tutofusin HL 5) korrigiert. Die Korrektur des postoperativ entstandenen Kaliumdefizits erfolgt ebenfalls in dieser Phase.

In der *3. postoperativen Phase* wird der Stickstoffverlust wieder ausgeglichen. Es sollte reichlich Kalium gegeben werden.

27.6 Störungen des Elektrolyt- und Wasserhaushalts beim alten Menschen

Infolge mangelnden Durstgefühls nehmen alte Menschen häufig zu wenig Wasser zu sich, so daß die Gefahr einer hypertonen Dehydratation besteht. Daran muß man denken, wenn beim alten Menschen besonders postoperativ plötzlich Bewußtseinsstörungen und Delirien auftreten. Der Ausgleich erfolgt mit isotonen Kohlenhydratlösungen oder hypotonen Elektrolytlösungen. Es ist jedoch zu berücksichtigen, daß beim alten Menschen eine überschüssige Flüssigkeitszufuhr schneller zur Wasserintoxikation führt als beim jungen Menschen.

27.7 Infusionslösungen [112]

Vor Beginn einer Infusionstherapie sollte man über die Harnausscheidung orientiert sein. Bei einem Harnvolumen unter 30 ml/h dürfen keine kaliumreichen Lösungen gegeben werden. Im allgemeinen beträgt die Infusionsgeschwindigkeit für isotone Lösungen 4–5 ml/min, für leicht hypertone Lösungen 3 ml/min und für stark hypertone Lösungen 1,5 ml/min. Plötzlich auftretende Änderungen im Wasser- und Elektrolythaushalt sollten rasch, chronische Mangelzustände langsam korrigiert werden.
Bei Aufstellung des Infusionsprogramms sind folgende Fragen zu stellen: Bestehen ein Mangel oder ein Überschuß an Wasser, Mangel oder Überschuß an Natrium, Mangel oder Überschuß an Kalium, eine Störung im Säure-Basen-Haushalt, und welche Grundkrankheit ist für die Störung im Elektrolyt- und Wasserhaushalt verantwortlich?

Folgende Infusionslösungen stehen zur Verfügung

1) Elektrolytersatzlösungen (für den rein extrazellulären Flüssigkeits-verlust, Verlust saurer Sekrete, bei Alkalose und Kochsalzmangelzu-ständen).

a) *Serumähnliche Elektrolytlösungen* (mit relativem Chloridüber-schuß):

Tutofusin B: Serumelektrolyte ohne Zusatz;

Tutofusin G 5: Serumelektrolyte mit 5%iger Glukose;

Tutofusin L 5: Serumelektrolyte mit 5%iger Lävulose;

Tutofusin OPS: Basiselektrolytlösung mit 5%igem Sorbit;

Isotone Kochsalzlösung.

b) *Halbelektrolytlösungen:*

Tutofusin HL5: halbisotone Elektrolyte mit 5%iger Lävulose;

Tutofusin HL10: halbisotone Elektrolyte mit 10%iger Lävulose;

Tutofusin HX5: halbisotone Elektrolyte mit 5%igem Xylit;

Tutofusin HX10: halbisotone Elektrolyte mit 10%igem Xylit.

c) *Kaliumfreie Elektrolytlösungen:*

Ionosteril ST: kaliumfreie Lösung zur initialen Rehydratation bei gestörter oder unbekannter Nierenfunktion.

d) *Kaliumangereicherte Elektrolytlösungen:*

Tutofusin K10: 10 mval Kalium/l,

Tutofusin K80: 80 mval Kalium/l, Xylit und Glucose.

2) Elektrolytfreie Kohlenhydratlösungen (als Ersatz der Extrazellulär-flüssigkeit bei Wassermangel und als Stammlösung für Elektrolyt-konzentrate mit gleichzeitiger Kohlehydrattherapie als Kalorienzu-fuhr):

Glukose 5: 5%ige Glukose (200 kcal/l);

Laevulose 5: 5%ige Lävulose (200 kcal/l);

Mannitlösung 20%ig Salvia;

LGX 12%: elektrolytfrei mit Lävulose-Glukose-Xylit (480 kcal/l);

LGX 24%: elektrolytfrei mit Lävulose-Glukose-Xylit (960 kcal/l).

3.) Elektrolytkonzentrate (enthalten sämtlich 1 mval in 1 ml und wer-den als korrigierende Lösungen sog. Stammlösungen zugesetzt):

5,85%ige Kochsalzlösung bei Natriummangel oder Wasserintoxika-tion (60–120 ml/Tag);

7,45%ige Kaliumchloridlösung bei Kaliummangel und Alkalose (30–90–150 mval/Tag);

12,8%ige Kaliumlaktatlösung bei Kaliummangel und Azidose
(30–90–150 mval/Tag);
8,4%ige Natriumbikarbonatlösung bei metabolischer Azidose;
10,01%ige Kaliumbikarbonatlösung Salvia;
Tutofusin ALK: Elektrolytlösung mit Argininhydrochlorid und
NH_4-Ionen bei Alkalose;
Elomel 5 Salvia bei Alkalose.

4) Aminosäuren (bei erhöhtem Eiweißverlust oder ungenügender
oraler Eiweißzufuhr, bei Katabolie, konsumierenden Prozessen, Exsudationen, nach starken Blutverlusten und bei Erkrankungen des
Magen-Darm-Traktes):
Aminofusin L 600 (600 kcal/l);
Aminofusin L 1000 (1000 kcal/l);
Aminofusin L forte (800 kcal/l);
Aminosteril KE 800 (800 kcal/l) als Aminosäurelösung auf Kartoffel-Ei-Basis, entweder kaliumhaltig oder kaliumfrei mit Sorbit;
Aminosteril KE Nephro: elektrolytfreie Aminosäurelösung mit
Kohlenhydraten (Sorbit, Xylit).

5) Infusionslösungen zur Lebertherapie

Aminosteril Hepa 8	bei Coma und Praecoma
Comaminohek	hepaticum
Tutofusin CH forte	
Rocmalat-Infusionslösung	
Hepasteril B	Hepatotrope Schutzstoffe bei
Tutofusin LC	Zirrhose, Hepatitis und toxischen Leberparenchymerkrankungen
Tutofusin CL forte	

28 Schlaganfall [1, 49, 50, 51]

Definition
Plötzliches Auftreten herdförmiger zerebraler Ausfälle, verbunden
mit Bewußtlosigkeit oder zumindest Trübung des Bewußtseins.

Ursachen

Bei flüchtigem Erscheinungsbild herdförmige Ischämie. Bei fortbestehender Symptomatik eine Thrombose oder eine Embolie eines arteriellen Hirngefäßes oder eine Blutung aus einem rupturierten Hirngefäß (meist A. lenticulostriata). Nur etwa 15% aller Apoplexien beruhen auf Hirnblutungen. In der Mehrzahl der Fälle liegen Hirninfarkte oder flüchtige zerebrale Ischämien zugrunde. Auch Subarachnoidalblutungen, Blutungen bei Hirntumor oder Hirnmetastasen und Schädel-Hirn-Traumen (epidurales und subdurales Hämatom) können zu herdförmigen zerebralen Ausfällen führen. Differentialdiagnostisch sind auch Intoxikationen, Komata, entzündliche Hirnerkrankungen (Meningitis, Enzephalitis) und der postepileptische Dämmerzustand in Erwägung zu ziehen.

Zur Diagnose

Die Entscheidung, ob der klinischen Symptomatik eine Ischämie, eine Blutung, Abszeß, Tumordruck oder Ödem zugrunde liegen, ist sicher nur mit der Computertomographie möglich. Wichtig ist die Erkennung extrakranieller Stenosen im Karotisstromgebiet, die Ursache multipler Mikroembolien sein können. – Die wichtigste Differentialdiagnose zum Schlaganfall ist die Subarachnoidalblutung (typische Krankheitszeichen: plötzlich einsetzende sehr starke Kopfschmerzen, kurz danach auftretende Bewußtlosigkeit, Meningismus, blutiger Liquor ohne oder anfangs ohne herdförmige zerebrale Ausfälle). In diesen Fällen ist die baldige Verlegung in eine neurologische oder neurochirurgische Abteilung zur weiteren Diagnostik (Computertomographie, Hirnangiographie) und Therapie (evtl. Operation) anzustreben. – Auch an das subdurale oder epidurale Hämatom sollte bei der Symptomatik eines Schlaganfalls gedacht werden (nach Schädeltraumen fragen!).

Soforttherapie

1) Lagerung. Wenn möglich Seitenlagerung, um Aspiration von Speichel oder Erbrochenem zu vermeiden. Wechseldruckmatratze.

2) Freihalten der Atemwege, Einlegen eines Güdel-Tubus. Wenn notwendig, Absaugen. Sauerstoffzufuhr durch Nasensonde oder Brille.

3) Einlegen eines Katheters in die obere Hohlvene zur Überwachung des ZVD und als venöser Zugang. Einlegen eines Blasenkatheters und Überwachung der Flüssigkeitsbilanz.

4) Ausreichende Flüssigkeitszufuhr. Überwachung des Elektrolythaushalts. Falls nach 24 h natürliche Ernährung noch nicht möglich ist, Beginn mit Sondennahrung. Für regelmäßige Darmentleerung Sorge tragen.

5) Normalisierung des Blutdrucks: Bei Hochdruckkrisen als mögliche Ursache der Apoplexie Behandlung wie auf S. 19. - Bei anderen Hochdruckformen vorsichtige Drucksenkung mit 0,5 mg Serpasil i. v. oder besser mit 0,15 mg Catapresan i. m. (auch bei Hirninfarkten). Bei Hirninfarkten mit Hypotonie behutsame Anhebung des Blutdrucks durch langsame i. v. Infusion von Akrinor (10 ml Akrinor auf 500 ml Infusionslösung). Bei Hirnblutungen wird man den Blutdruck nur dann heben, wenn es die Kreislaufsituation dringend erfordert (ungenügende Gewebsdurchblutung).

6) Bei Symptomen einer Herzinsuffizienz, v. a. bei älteren Menschen, Behandlung mit einem Herzglykosid. Eventuell vorhandene Herzrhythmusstörungen sollten beseitigt werden (Tachykardien, Bradykardien, Extrasystolen). Vor der Behandlung eines Vorhofflimmerns ist zu prüfen, ob damit nicht eine erneute Embolie ausgelöst werden kann.

7) Bei akuten Hirninfarkten hat sich die sofortige i. v. Infusion von niedermolekularen Dextranen (500 ml Rheomacrodex) nach Vorspritzen von Promit bewährt. Sie führt zu einer gesteigerten Hirnperfusion [49, 50, 51]. Kontraindikationen sind eine stärkere Herzinsuffizienz und fixierte Hypertonie.

8) Bei einem sich entwickelnden Hirnödem i. v. Infusion von 250 ml Tutofusin S40 und 20–40 mg Lasix. Wiederholung dieser Maßnahme nach 8–10 h. Zusätzlich Dexamethason: am 1. Tag 4mal 4 mg Fortecortin-Mono i. v. oder i. m., am 2. Tag 3mal 4 mg i. m., am 3. Tag 2mal 4 mg i. m., am 4.–10. Tag 1mal 4 mg i. m., dann noch 2–3 Tage ausschleichend mit täglich 2 mg Fortecortin-Mono. - Bei dem den Hirninfarkt begleitenden Ödem hat sich Dexamethason nicht bewährt [51].

29 Sofortmaßnahmen bei exogenen Vergiftungen

Für die Behandlung jeder exogenen Vergiftung gelten folgende allgemeine Grundsätze:
1) Ermittlung des oder der zugeführten Gifte;
2) Sicherung der lebenswichtigen Funktionen;
3) Beschleunigung der Ausscheidung des Toxins;
4) Gabe von Antidoten, falls vorhanden.

Zu 1):
Wichtig sind dabei die Befragung von Angehörigen und des Hausarztes (was wurde in letzter Zeit verordnet), evtl. Befragung des Apothekers, Suche nach Arzneimittelresten und -verpackungen, Gewinnen von Harn, der ersten Magenspülflüssigkeit und Blutentnahme zum Nachweis des Giftes. EKG (z. B. typische Veränderungen bei Chinin und Chinidin, Herzglykosiden). Kennt man das zugeführte Toxin, sollte ermittelt werden, ob ein Antidot bekannt ist (nachlesen bei Moeschlin [102]); evtl. Anfrage in der nächsten Vergiftungszentrale.

Zu 2):
a) Unterbringung auf einer Intensivbehandlungseinheit. Lagerung auf einer Wechseldruckmatratze, möglichst in Seitenlage. Einlegen eines Venenkatheters zur Überwachung des ZVD und Zufuhr von Infusionslösungen. Einlegen eines Blasenkatheters und Aufstellen der Flüssigkeitsbilanz. Überwachung der Pulsfrequenz durch Monitor. Regelmäßige Messung und Aufzeichnung des Blutdrucks.
b) Sauerstoffzufuhr. Bei Vergiftungen mit tiefer Bewußtlosigkeit vorsorgliche Intubation. Wenn man den Eindruck hat, daß die Atmung ungenügend wird (Zyanose), assistierte Beatmung (Bird-Respirator). Regelmäßiges Entfernen von Bronchialsekret durch Absaugen.
c) Bei Volumenmangel (lange Bewußtlosigkeit ohne Flüssigkeitsaufnahme, Erbrechen, Durchfälle, toxische Gefäßlähmung mit Verkleinerung der zirkulierenden Blutmenge) Volumenersatz. Bei Gefäßlähmung (Barbituratintoxikationen) zusätzlich Tropfinfusionen von Dopamin, notfalls kombiniert mit Arterenol oder Hypertensin (Dosis s. S.12).
d) Ausgleich des Säure-Basen-Haushalts (s. S.71).

Zu 3):

a) Sind bei oraler Giftaufnahme die Reflexe erhalten und die Patienten nicht bewußtlos, sollte man Erbrechen auslösen, evtl. durch Gabe von 0,01 g Apomorphin. Abführen.

b) Entfernen von Giftresten durch eine Magenspülung, besonders dann sinnvoll, wenn die Giftaufnahme nicht länger als 4 h zurückliegt. Aber auch nach einem wesentlich längeren Zeitraum lassen sich noch bestimmte Toxine aus dem Magen spülen [134]. Nur wenn die Reflexe erhalten sind und keine Bewußtlosigkeit besteht, kann die Magenspülung ohne vorausgehende Intubation vorgenommen werden. Bei Vergiftungen mit Bewußtlosigkeit darf sie nur nach vorausgegangener Intubation durchgeführt werden.

Technik

Der Patient wird auf die rechte Seite gelegt, der Oberkörper liegt tief. Ein ca. 75-90 cm langer und 10-12 mm dicker Magenschlauch wird etwa 40-45 cm tief (von der Zahnreihe gerechnet) in Ösophagus und Magen eingeführt. Das äußere Ende wird mit einem ca. 40 cm langen Schlauch verbunden, auf den ein gläserner Spültrichter aufgesetzt wird. Das Spülwasser, nicht mehr als 250 ml lauwarmes Wasser, wird in den tief gehaltenen Trichter eingegossen. Dann wird der Trichter gehoben, so daß das Wasser langsam bis auf einen kleinen Rest einfließt. Danach senkt man den Trichter rasch unter das Körperniveau, so daß die Spülflüssigkeit durch Hebewirkung wieder zurückfließt. Der Trichter wird geleert und die Maßnahme mit neuem Spülwasser wiederholt, bis man den Eindruck hat, daß der Magen leergespült ist. Abschließend werden 2-3 Eßl. Carbo medicinalis und 2-3 Eßl. Natrium sulfuricum (20-30 g) in 250 ml Wasser gelöst in den Magen instilliert; bei fettlöslichen Giften statt Natriumsulfat besser 150-200 ml Paraffinöl. Danach wird der Magenschlauch abgeklemmt und aus dem Magen entfernt.

Kontraindikationen der Magenspülung: Aortenaneurysma, Leberzirrhose wegen der Gefahr der Arrosion von Ösophagusvarizen, Magenulzera, Magenneoplasmen, schwere Herzinsuffizienz, Einnahme von stark ätzenden Stoffen (Säuren, Laugen).

c) Falls keine Kontraindikation (Herzinsuffizienz, Niereninsuffizienz) besteht, Einleiten einer „forcierten Diurese". Dabei ist zu bedenken, daß nicht alle Gifte mit dieser Methode ausgeschwemmt werden können [134]. Die forcierte Diurese setzt stabile Kreislaufverhältnisse voraus. Nach Legen eines Blasenkatheters werden 5%ige Lävuloselösung im Wechsel mit elektrolythaltigen Lösungen i.v. infundiert. Der Elektrolytgehalt der Lösungen richtet sich nach dem Elektrolytgehalt des Patientenserums, der in regelmäßigen Abständen überprüft werden muß. Die Ausscheidung kann durch zusätzliche Gaben von Lasix, 20–40 mg und 250 ml Tutofusin S 40 beschleunigt werden. Diese Maßnahme kann man etwa alle 4 h wiederholen. Die Menge der Zufuhr richtet sich nach der Harnausscheidung und den Werten des ZVD. Richtmenge: 500 ml/h. Die Dauer der forcierten Diurese ist von dem Vergiftungsbild abhängig.

d) Bei akut lebensbedrohlichen Vergiftungen und bei einer Niereninsuffizienz, die eine forcierte Diurese verbietet, sind die Hämodialyse oder Peritonealdialyse angezeigt. Voraussetzung ist, daß das Toxin dialysabel ist (Anfrage beim nächsten Dialysezentrum).

Zu 4):

Von den wichtigsten Antidoten seien genannt:

Bei Vergiftungen mit Acetylcholinesterasehemmern (Pflanzenschutzmittel, z.B. E 605) Atropin in Einzeldosen von 1–2 mg in ½stündigem Abstand je nach Pupillenreaktion und allgemeinem Vergiftungsbild, ferner Toxogonin 4 mg/kg KG evtl. nach 3 h in gleicher Dosis wiederholen.

Bei Vergiftungen mit Cyaniden ebenso bei Thallium: Amylnitrit, Natriumnitrit 3%ig und Natriumthiosulfat.

Bei Kohlenmonoxydvergiftung neben anderen Maßnahmen die Sauerstoffüberdruckbeatmung.

Bei Vergiftungen mit Methämoglobinbildnern (Anilin, Nitroverbindungen) Katalysin oder Toluidinblau.

Bei Vergiftungen mit Opiumalkaloiden 0,4 mg Narcanti i.v., notfalls mehrmals.

II. Antithrombotische Therapie

Es stehen 3 Gruppen von Substanzen zur Verfügung:
1) Fibrinolytika,
2) Antikoagulanzien,
3) Thrombozytenaggregationshemmer.

1 Fibrinolytika

Wirkungsweise

Die Aktivierung des fibrinolytischen Systems im Plasma erfolgt medikamentös durch Streptokinase und Urokinase und führt zur Bildung von Plasminogenaktivator und Plasmin nach folgendem Schema:
1 Molekül Streptokinase + 1 Molekül Proaktivator-Plasminogen = 1 Molekül Aktivator.
1 Molekül Streptokinase + 1 Molekül Aktivator = 1 Molekül Plasmin.
Die Phase der Hyperplasminämie dauert in der Regel kurze Zeit, da der hohe Gehalt des Blutes an Inhibitoren das Plasmin neutralisiert, so daß es nicht zur proteolytischen Andauung anderer Serumproteine kommt. Die Auflösung des Thrombus erfolgt einmal durch oberflächliche Wirkung von Aktivator und Plasmin am Thrombus (äußere Thrombolyse) und zweitens durch Diffusion von Streptokinase in das Innere des Thrombus, wo die an die Fibrinfasern adsorbierten Plasminogenmoleküle zu Plasmin aktiviert werden (innere Thrombolyse). Hohe Anfangsdosen von Streptokinase haben den Vorteil, daß eine schnelle und weitgehende Aktivierung des gesamten Plasmaplasminogens zu Plasmin erreicht wird, die Phase der ausgeprägten Hyperplasminämie auf einen kurzen Zeitraum beschränkt bleibt und Defekte am Gerinnungssystem durch proteolytische Spaltung gering gehalten werden. Bei hohen Antistreptokinasetitern ist jedoch infolge der Antigenität der Strepto-

kinase mit anaphylaktischen Reaktionen zu rechnen. Die Standardinitialdosis sollte so hoch sein, daß eine Antikörperneutralisierung gewährleistet ist. Erfahrungsgemäß gelingt das bei 82% der Patienten mit 250000 IE. Mit 450000 IE Initialdosis erfaßt man 93%, mit 600000 IE 98% der Patienten [126].

Indikationen der Thrombolyse [14, 48, 68, 69, 119, 124, 126, 143, 144, 145, 151]

Mittelgroße und große Myokardinfarkte innerhalb der ersten 6 h; die schwere Lungenembolie; tiefe und ausgedehnte Venenthrombosen der Extremitäten, des Beckens und des Schultergürtels (Frische Thrombosen, weniger als 3 Tage alt, werden in über 80% rekanalisiert, vom 3.-6. Tag sinkt die Erfolgsquote auf 60% ab. Nach dem 6. Tag erfolgt die Rekanalisation nur bei 36,9% [48]. Es können jedoch noch bis zu 6 Wochen alte tiefe Venenthrombosen mit einer Urokinase-Heparin-Therapie erfolgreich beeinflußt werden); der akute Arm- und Beinarterienverschluß, solange noch keine Nekrose ausgebildet ist und soweit der Verschluß nicht chirurgisch beseitigt werden kann; der chronisch stenosierende obliterierende Arterienverschluß der Ober- und Unterschenkelarterien innerhalb der ersten 4-5 Wochen, der Beckenarterien bis zu einigen Monaten und der Aorta abdominalis bis zu 2 Jahren; der kardiogene Schock und die Verbrauchskoagulopathie mit diffuser intravasaler Koagulation; Shuntthrombosen bei Dialysepatienten (hier kann Urokinase lokal angewandt werden). - Eine neuere Indikation zur Urokinasetherapie sind arterielle und venöse Thrombosen des Auges, Zentralarterienverschlüsse bis zu 6 h und Zentralvenenverschlüsse bis zu 4 Wochen [143].
Streptokinase und Urokinase haben grundsätzlich den gleichen Anwendungsbereich, jedoch ist Urokinase in einigen Fällen vorzuziehen: bei hohen Antistreptokinasetitern (über 1 Mio. Einheiten), bei vorausgegangenen Streptokokkeninfekten, bei vorausgegangener Streptokinasetherapie, bei vorausgegangener Heparinbehandlung und bei einer länger als 4-5 Tage dauernden Thrombolyse, also besonders bei längerbestehenden venösen und arteriellen Gefäßverschlüssen der Extremitäten und des Auges.

Kontraindikationen der Thrombolyse

Lebensalter über 70 Jahre oder biologisch älter als 70 Jahre; Gravidität in den ersten 3 Monaten; längerbestehender Hochdruck über 120 mmHg diastolisch; schwerer Diabetes mellitus; schwerer Leberschaden; Niereninsuffizienz; Ulkusanamnese mit Blutungen in den letzten Jahren; hämorrhagische Diathesen; schwere Anämien; Lungenödem; Allergien; Zustand nach intraarterieller Injektion während der letzten 3–5 Tage; Vorhandensein größerer Wundflächen, nicht älter als 24 Stunden (Geburt, Unfälle); nach Operationen.

Bei Verwendung von Streptokinase: Streptokokkenerkrankungen einschließlich Endocarditis lenta; Streptokinasebehandlung innerhalb des letzten Jahres; bereits eingeleitete Einstellung mit Kumarinen.

Dosierungsschema

Streptokinase: 10–15 min nach einer Vorinjektion von 50 mg Solu-Decortin Initialdosis von 500000 IE Streptokinase in physiologischer Kochsalzlösung, 5%iger Lävuloselösung oder Gelifundol innerhalb von 30 min i.v. Es empfehlen sich: 250000 IE in 50 ml in 20 min und 250000 IE in 50 ml der oben angegebenen Lösungen in den folgenden 10 min. Wegen möglicher Nebenwirkungen sollte der Arzt während dieser Zeit in der Nähe des Krankenbettes bleiben.

Nach der Initialdosis Dauerinfusion von stündlich 100000 IE Streptokinase innerhalb der nächsten 12–18 h bei der Lungenembolie, innerhalb von 48–72 oder mehr h bei venösen und arteriellen Verschlüssen. Beim Myokardinfarkt hat sich die Kurzzeitlyse bewährt: 250000 IE Streptokinase in physiologischer Kochsalzlösung innerhalb von 20 min i.v., 250000 IE innerhalb der folgenden 10 min und 1000000 IE innerhalb der nächsten 30 min.

Urokinase: Bei Myokardinfarkt und Lungenembolie 4000 IE/kg KG (ungefähr 250000 IE) in 0,9%iger Kochsalzlösung oder Gelifundol innerhalb von 10 min i.v. Anschließend 4000 IE/kg KG stündlich als Dauerinfusion über 12–18 h. Bei peripheren venösen und arteriellen Verschlüssen liegt die Initialdosis bei 100000 IE Urokinase, gelöst in 0,9%iger Kochsalzlösung oder Gelifundol. Sie wird innerhalb der ersten 5–10 min verabreicht, anschließend 1 Mio. IE in 24 h als i.v. Dauerinfusion. Bei älteren Thrombosen empfiehlt sich die gleichzeitige Gabe von 800 USP-E Heparin/h auch als Dauerinfusion. In Abhängigkeit vom klinischen und phlebographischen Befund kann die Therapie 7-14 Tage beibehalten werden. Die Thrombinzeit sollte dabei auf 100 s verlängert sein. - Bei Shuntthrombosen empfiehlt sich die lokale Anwendung von Urokinase. 10000-35000 IE werden in 5-20 ml physiologischer Kochsalzlösung gelöst, auf 37 °C erwärmt und lokal in den Shunt injiziert.

Der thrombolytischen Behandlung schließt sich eine Heparininfusion an, jedoch frühestens bei einer Antithrombinzeit von 35 s oder darunter. Man beginnt mit 20000 USP-E in den ersten 24 h, später 30000-40000 USP-E/24 h als Dauerinfusion. Dann erfolgt der Übergang auf Marcumarbehandlung, wobei berücksichtigt werden muß, daß die Marcumarwirkung erst nach 12-24 h einsetzt. Bis zu diesem Zeitpunkt muß Heparin gegeben werden.

Laborkontrollen vor und während der Therapie

Streptokinase: Vor Beginn der Thrombolyse sind Prothrombinzeit (Quick-Wert), Thrombinzeit (TZ), partielle Thromboplastinzeit (PTT) und die Blutgruppe zu bestimmen, bei der Streptokinasetherapie zusätzlich der Antistreptokinasetiter (ASK). Das Ergebnis dieser Werte wird jedoch nicht abgewartet. In den ersten 12 h sind 4stündliche Kontrollen, später 12stündliche Kontrollen von Quick, TZ, PTT, sowie Bestimmung von Fibrinogen und Reptilasezeit (zur Erfassung der Fibrinogenspaltprodukte) ratsam. Es wird eine 3- bis 6fache Verlängerung der TZ angestrebt, sowie eine PTT von 55-60 s, Reptilase über 20-60 s.

Bei einer TZ über 2-3 min ist eine Nachinjektion von 250000 IE Streptokinase zur erneuten Plasminogenerschöpfung mit anschließendem Rückgang der Hyperplasminämie ratsam. Verkürzt sich die TZ nach Ablauf von 2 h nicht und/oder bleibt das Fibrinogen unter 50 mg%, ist wegen des Blutungsrisikos der Abbruch der Thrombolyse anzuraten.

Urokinase: Zur Therapieüberwachung werden folgende Gerinnungstests empfohlen:
1) Thrombinzeit (normal 18-22 s). Sie sollte bei der alleinigen Urokinasetherapie 20-40 s, bei der kombinierten Urokinase-Heparin-Therapie über 60 s betragen.

2) Reptilasezeit (normal 18–20 s). Sie sollte sowohl bei der alleinigen als auch bei der kombinierten Urokinase-Heparin-Therapie über 20–60 s verlängert sein.

3) Fibrinogen (normal 2–4 g/l). Es sollte bei der alleinigen Urokinasetherapie auf 1,5–0,5 g/l, bei der kombinierten Therapie auf 1,5–1,0 g/l vermindert sein.

Nebenwirkungen und Komplikationen während der Thrombolyse

Die iatrogen ausgelöste *Blutungsneigung* wird in der Regel nur bei Gefäßverletzungen, bisher unbekannten Geschwüren oder ulzerierenden Tumoren zu einer Komplikation. Primär gestillte Blutungen an Injektions- oder Punktionsstellen können erneut bluten. Daher sind intramuskuläre Injektionen und Arteriographien vor, während und nach der Lyse zu vermeiden. Bei leichteren Blutungen (Nasenbluten, Zahnfleischbluten, Mikrohämaturie) kann man die Thrombolyse u.U. fortsetzen, während schwere Blutungen zum Absetzen der Behandlung zwingen. Zu *embolischen Komplikationen* während der Thrombolyse kann es durch Ablösung thrombotischen Materials kommen. Jedoch werden die Emboli bei Fortsetzung der Lyse gewöhnlich schnell aufgelöst. Zu den toxisch und immunologisch bedingten Nebenwirkungen gehören *pyrogene Reaktionen* mit Temperaturanstieg um 1–2 °C. *Anaphylaktische Reaktionen* können sich äußern in Übelkeit, Erbrechen, Kopfschmerzen, Kreuzschmerzen, Asthmaanfällen, allergischen Hauterscheinungen, Blutdruckabfall, anaphylaktischem Schock mit Bewußtseinsverlust und epileptiformen Krampfanfällen. Bei schweren Asthmaanfällen, beim anaphylaktischen Schock und bei epileptiformen Krampfanfällen sollten die Thrombolyse sofort abgebrochen und 100 mg Solu-Decortin i. v. gegeben werden. Bei den leichteren Nebenwirkungen kann man versuchen, die Thrombolyse vorübergehend zu unterbrechen bzw. die Streptokinasedosis zu reduzieren und evtl. einen nochmaligen Versuch nach erneuter Gabe von 50 mg Solu-Decortin i. v. machen.

Unterbrechung der Thrombolyse

Bei Blutungskomplikationen ist *Trasylol* das Mittel der Wahl, da es als stärkstes Antiplasmin die Bildung von Plasmin und auch bereits vorhandenes Plasmin hemmt. Dosierung: 200 000 IE sofort, 100 000 bis 200 000 IE/h in den folgenden 6 h. Ferner *AMCA* (Anvitoff oder Cyclocapron) in einer Dosis von 0,5 g sofort, 1–2 g in 2 h als Infusion. In schweren Fällen zusätzliche Gabe von Humanfibrinogen, Cohn-Fraktion I oder Vollplasma.

2 Antikoagulanzien

Sie bewirken durch eine Hemmung der plasmatischen Gerinnung eine Verlangsamung oder Unterbindung der Fibrinbildung. Diese Therapie bleibt also im Gegensatz zur fibrinolytischen immer eine Prophylaxe und löst keine bereits vorhandenen Thromben auf [76, 98].

Heparin

Die gebräuchlichsten Heparinderivate sind Liquemin, Thrombophob, Heparin und als Depotpräparate Depotliquemin, Calciparin und Heparin-Dihydergot.

Indikationen
Kleinere oder länger als 12 h zurückliegende größere Myokardinfarkte,
kleinere und mittelgroße Lungenembolien,
Unterschenkel- und Unterarmphlebothrombosen,
Verbrauchskoagulopathie,
Hyperfibrinolyse,
Einleitung einer oralen Kumarinbehandlung zur Ungerinnbarmachung des Blutes bei extrakorporalem Kreislauf und bei der Hämodialyse.
Für die *Kontraindikationen* gelten die gleichen Gesichtspunkte wie bei der Thrombolyse mit Ausnahme der Streptokokkenerkrankungen und der früher erfolgten Streptasebehandlung.

Dosierungsschema

Eine initiale Injektion von 10 000 USP-E Heparin verursacht eine Verlängerung der TZ meist auf das 3fache, anschließend empfiehlt sich eine Dauertropfinfusion von 30 000–40 000 USP-E über 24 h, die einer intermittierenden Behandlung vorzuziehen ist. Läßt sich eine intermittierende Behandlung nicht umgehen, muß zur Aufrechterhaltung eines ausreichenden Heparinspiegels in 4–6stündigen Intervallen nachgespritzt werden. Die Gesamtdosis sollte bei Intervallinjektionen höher liegen, etwa bei 50 000–60 000 USP-E in 24 h. Die Heparinbehandlung wird meist nicht länger als 4–6 Tage durchgeführt. Dann sollte man entweder auf Kumarin oder auf ein Heparindepotpräparat übergehen, wobei man durch Zusatz von DHE (Heparin-Dihydergot) kleinere Heparindosen benötigt. Depotheparinpräparate werden 12stündlich injiziert. Laborkontrollen sind dabei nicht erforderlich.
Als *Nebenwirkung* kann Heparin außer der Blutungsneigung Haarausfall erzeugen, der jedoch meist innerhalb von 2–3 Monaten reversibel ist.
Unterbrechung der Heparinbehandlung: 1 mg Protaminsulfat hebt die Wirkung von 1 mg Heparin auf, ausgehend von der Gesamtdosis in den vorausgegangenen 6 h. Deshalb benötigt man zur Unterbrechung der Heparinwirkung für 1 USP-E Heparin 7 µg Protaminsulfat.

Kumarine

Die gebräuchlichsten Kumarinpräparate sind Marcumar, Sintrom und Tromexan.

Indikationen

Langzeitbehandlung nach Herzinfarkt,
Prophylaxe der Lungenembolie bei Phlebothrombosen und postthrombotischem Syndrom,
Embolieprophylaxe bei Vorhofflimmern mit vergrößertem linken Vorhof,
Herzklappenprothesen,
Verhütung thromboembolischer Komplikationen während des Ablaufs einer Myokarditis,
Zentralvenenthrombose des Auges,
arterielle Verschlußkrankheit.

Es gelten die gleichen *Kontraindikationen* wie bei der Fibrinolyse mit Ausnahme der Streptokokkenerkrankungen und der früher erfolgten Streptasebehandlung.

Dosierungsschema

Die Anfangsdosis hängt von der Höhe der P-Zeit (Quick) ab. Ziel der Behandlung ist, nach 2–4 Tagen den Quick-Wert auf 15–25% der Gerinnbarkeit des Normalplasmas ($=100\%$) herabzusetzen. Die gebräuchliche Anfangsdosis beträgt 1 Tabl. pro 10 kg KG. Am 1. Tag 6–7 Tabl. am 2. Tag 3 Tabl. und am 3. Tag 1 Tabl. Die tägliche Erhaltungsdosis liegt meist zwischen ½ und 1½ Tabl.

Bei der Einstellung ist zu berücksichtigen, daß die Kumarinwirkung durch verschiedene Krankheitszustände und Medikamente beeinflußt werden kann. Eine *verminderte Toleranz* (geringere Kumarindosis) bewirken: Fieber, Hyperthreose, Herzinsuffizienz, Hepatopathien, Malabsorptionssyndrom und Medikamente wie z. B. Salizylate, Phenylbutazon, Clofibrat und Dextrane. Eine *erhöhte Toleranz* (höhere Kumarindosis) verursachen: postoperative Zustände, Hypothyreose, Schock, Neoplasien und Medikamente wie z. B. Schilddrüsenhormone, Androgene, Thiobarbiturate, koliwirksame Breitbandantibiotika (Tetrazyklin), PAS, Phenothiazinderivate, Laxanzien und Kortikosteroide. Ferner nimmt die Gerinnung zu nach dem Genuß Vitamin-K_1-reicher Speisen (Spinat, Endiviensalat, Kohl).

Zur Kontrolle dient die Prothrombinzeit nach Quick, die während des Krankenhausaufenthalts 1- bis 2mal wöchentlich, bei der Langzeitbehandlung 2- bis 4mal monatlich bestimmt werden sollte.

Nebenwirkungen und Komplikationen: Unter der Kumarinbehandlung kann es zum Haarausfall kommen, der meist reversibel ist. In 1–5% treten cholestatische Hepatosen auf. In etwa 1‰ kommt es zu Kumarinnekrosen als Folge einer akuten hämorrhagisch-nekrotisierenden Hautreaktion. Sie erscheint etwa 4–8 Tage nach Kumaringabe an den Extremitäten oder bei der Frau auch an den Mammae.

Unterbrechung der Kumarinbehandlung: Ersatz von Gerinnungsfaktoren in Form von Frischblut, Prothrombinkonzentrat (PPSB) 200/400 (Behring) oder PPSB-Konzentrat hepatitissicher (Biotest). Damit wird die Kumarinwirkung sofort aufgehoben. Vitamin K_1 (Konakion), der Antagonist der Kumarine, führt nach 8–12 h zu einer voll wirksamen Resynthese der Gerinnungsfaktoren.

3 Thrombozytenaggregationshemmer

Sie hemmen die Wandhaftung und Aggregation der Blutplättchen. Zu dieser Wirkungsgruppe gehören eine Reihe von Medikamenten, von denen die Azetylsalizylsäure (Colfarit, Godamed), Dipyridamol (Persantin, Asasantin) und Sulfinpyrazon (Anturano) die wichtigsten sind. Neuere, großangelegte Doppelblindstudien in den Vereinigten Staaten [73] und in Europa [146] haben gezeigt, daß Myokardreinfarkte unter einer Prophylaxe mit 2mal 500 mg Azetylsalizylsäure täglich signifikant seltener auftreten, als in einer mit Plazebo behandelten und einer Marcumar-behandelten Gruppe. Aufgrund dieser Zahlen erscheint die Anwendung beim Patienten nach Myokardinfarkt anstelle der Marcumarprophylaxe gerechtfertigt. Allerdings liegt der Prozentsatz der Nebenwirkungen, v. a. von seiten des Magen-Darm-Kanals, bei der Azetylsalizylsäure etwas höher. Gleiche Studien laufen über Dipyridamol und Sulfinpyrazon. Die ersten Ergebnisse zeigen, daß Patienten nach überstandenem Myokardinfarkt unter täglich 4mal 200 mg Sulfinpyrazon eine geringere Letalität als eine Vergleichsgruppe ohne das Medikament haben [2].
Thrombozytenaggregationshemmer sind indiziert: zur Langzeitbehandlung nach Myokardinfarkt, nach zerebralen transitorischen Attacken und zur Thromboseprophylaxe bei Thrombozytenvermehrung bei der Polycythaemia vera und nach Milzexstirpationen.

4 Antithrombotische Prophylaxe und Therapie beim chirurgisch Kranken

Bei jeder Operation und Verletzung wird Gewebsthrombokinase frei. Damit ist die Thromboseneigung erhöht. Statistische Untersuchungen haben gezeigt, daß thromboembolische Erkrankungen nach Operationen und Verletzungen durch eine Antikoagulanzienprophylaxe signifikant vermindert werden können. Bei einem entsprechenden Kontrollkrankengut ohne Antikoagulanzien zeigten sich etwa 6mal mehr tödliche Lungenembolien und fast 6mal mehr Thrombosen [91]. Hinsichtlich der Wundheilung konnten keine signifikanten Unterschiede festgestellt werden. Die Häufigkeit von Blutungskomplikationen während der Antikogulanzienprophylaxe lag bei 0,4%. Die Hyperkoagulabilität läßt sich v. a. zwischen dem 3. und 8. postoperativen Tag, in geringerem Ausmaß auch um den 15. Tag nachweisen. Besonders gefährdet sind Patienten mit thromboembolischer Anamnese, Varikosis, Herz- und Kreislauferkrankungen, Volumenmangel, Adipositas, malignen Tumoren, schweren Traumen, sowie Frakturen mit Bettlägerigkeit.

Zur postoperativen *Antikoagulanzienphrophylaxe* eignen sich am besten die Kumarine. Die Behandlung beginnt bei kleineren Eingriffen am 3. postoperativen Tag, bei größeren Eingriffen am 4. Tag. Anfangsdosis und weitere Medikation richten sich nach dem Quick-Ausgangswert, der Operationsart und den gleichzeitig verabreichten Medikamenten. Quick-Werte zwischen 15 und 25% gelten als ideal. Quick-Kontrollen sind häufiger, mindestens 3mal wöchentlich durchzuführen. Die Antikoagulanzienprophylaxe sollte mindestens 8-10 Tage dauern, nach Verletzungen mit langer Liegezeit mindestens 8 Wochen bzw. bis zur Remobilisation.
Während der Phase parenteraler Ernährung und unmittelbar postoperativ sind die Kumarine - auch wegen des verzögerten Wirkungseintritts - von Nachteil. Hier ist die Heparinbehandlung die Methode der Wahl: Bei besonderer Gefährdung Dauertropfinfusion mit 20000 USP-E/24 h ab Operationstag, anderenfalls 2500 USP-E 12stündlich i. v. am 1. und 2. postoperativen Tag, 12500 USP-E 12stündlich i. v. ab dem 3. postoperativen Tag, bzw. 12stündlich Heparin-Dihydergot.
Bei Patienten nach frischen Operationen und Verletzungen an Gehirn und Rückenmark und nach urologischen Operationen sollte keine Antikoagulanzienprophylaxe durchgeführt werden. Im übrigen gelten die im Kapitel der Kumarine beschriebenen Kontraindikationen.
Die antithrombotische Therapie bei chirurgisch Kranken. Bei ausgedehnten Thrombosen (z. B. Beckenvenenthrombosen) oder thromboembolischen Komplikationen (z. B. schweren Lungenembolien) ist eine thrombolytische Behandlung einzuleiten. Sie sollte aber bei intraabdominellen Operationen nicht vor dem 5.-8. Tag erfolgen. Leichtere thromboembolische Erkrankungen sollten mit Heparin behandelt werden, als Tropfinfusion mit 30-40000 USP-E pro 24 h oder 6stündlich 12500 USP-E bis zur ausreichenden Marcumarwirkung.

5 Antithrombotische Prophylaxe und Therapie während Schwangerschaft und Wochenbett [92]

Schwangerschaft: Streptokinase und Heparin haben sich jenseits der 12. Schwangerschaftswoche als relativ ungefährlich für die Frucht erwiesen. Kumarine sollten während der Gravidität nicht verwendet werden. Indikationen zur Streptokinasebehandlung sind Beckenvenenthrombosen und schwere oder chronisch rezidivierende Lungenembolien mit Schockgefahr, Indikationen zur Heparinbehandlung sind Venenthrombosen der Extremitäten und leichte bis mittelschwere Lungenembolien, septische periuterine Venenthrombosen und der Endotoxinschock.

Wochenbett: Postpartale Venenthrombosen treten meist am 1. und 2. Tag, Lungenembolien gewöhnlich 5 Tage später auf. Die Antikoagulanzienprophylaxe mit Heparin oder Kumarinen sollte daher vor dem 4. postpartalen Tag wirksam sein. Sie ist indiziert bei Wöchnerinnen mit thromboembolischen Erkrankungen in der Anamnese, nach abdominellen Schnittentbindungen, bei starker Varikosis, nach größerem peripartalen Blutverlust, nach erschwerter Plazentalösung und nach Symphysenschäden.
Die Therapie ausgedehnter Venenthrombosen oder schwerer Lungenembolien erfolgt mit einer Thrombolyse und nachfolgender Heparindauertropfinfusion. Venenthrombosen der Extremitäten und leichte bis mittelschwere Lungenembolien werden mit einer Heparintropfinfusion behandelt, wobei man später auf Kumarinderivate übergeht. Auch nach der Entlassung wird die Kumarinmedikation für einige Wochen beibehalten und ambulant überwacht. Kumarine treten in Spuren in die Muttermilch über. Diese kleinen Mengen reichen aber nicht aus, um das physiologische Prothrombindefizit des Neugeborenen signifikant zu senken.
Als Nebenwirkungen bleiben die Lochien während der Antikoagulanzienbehandlung einige Tage länger blutig als üblich, gelegentlich müssen zusätzlich Uterustonika verabreicht werden.

III. Leitsätze zur Therapie mit Herzglykosiden

1 Wann ist die Anwendung eines Herzglykosids indiziert?

1) Bei jeder chronischen Insuffizienz des Herzmuskels, wie sie sich in einer Zunahme der Restblutmenge, Anstieg des diastolischen Kammerdrucks und schließlich in einer Rückstauung des nicht geförderten Blutes im kleinen (Lungenstauung) und großen Körperkreislauf (Rechtsinsuffizienz mit Venenstauung, Lebervergrößerung und Wasserretention) äußert. Es wäre falsch, bei derartigen Patienten auf die Herzglykoside zu verzichten. Zusätzliche Maßnahmen wie körperliche Schonung bzw. Bettruhe, Diät mit Verminderung der Kochsalzzufuhr, sind als unterstützende, aber nicht als alleinige Behandlung geeignet.

2) Bei der akuten zerebralvaskulären Insuffizienz des älteren Menschen, die u. a. durch ein Nachlassen der Förderleistung des Herzens ausgelöst oder verstärkt werden kann.

3) Beim chronischen Cor pulmonale. Dabei ist zu bedenken, daß in erster Linie die der vermehrten Rechtsbelastung zugrundeliegende Lungenerkrankung bzw. die Ventilationsstörung behandelt werden müssen.

4) Bei chronischem Vorhofflimmern und -flattern mit oder ohne Herzinsuffizienz, bei der Vorhofextrasystolie des älteren Menschen und zur Verhütung von paroxysmalem Vorhofflimmern und -flattern in Verbindung mit bestimmten Antiarrhythmika (s. S.27).

2 Die wichtigsten Herzglykoside (Tabelle 4)

Alle Herzglykoside zeigen im pharmakologischen Test die gleiche Wirkung, nur in Wirkungseintritt und Wirkungsdauer unterscheiden sie sich. Das am schnellsten aber auch am kürzesten wirkende Glykosid ist das Strophanthin, das langsamer, aber am längsten wirkende ist das Digitoxin. Dazwischen liegen die Lanataglykoside, das Digoxin und die Digoxinderivate („Glykoside der Mitte").
Für den Therapeuten sind Wirkungseintritt und Wirkungsdauer bedeutsam. Bei akuten Zuständen empfiehlt sich ein Glykosid mit raschem Wirkungseintritt. Die mit Tachyarrhythmia absoluta bei Vorhofflimmern einhergehende Herzinsuffizienz erfordert ein Glykosid mit einem möglichst gleichmäßigen nicht schwankenden Wirkspiegel, wie das Digitoxin. Akute Zustände mit Tachyarrhythmie werden meist durch „Glykoside der Mitte" am schnellsten und nachhaltigsten beeinflußt.

Tabelle 4. Die wichtigsten Herzglykoside

Glykosid	Enterale Resorption [%]	Wirkungs- eintritt [min]	Abkling- quote [%]	Erhaltungs- dosis [mg]
Strophanthin	1–3	i.v. 10	40	i.v. 0,25
Digoxin	60	i.v. 15–30 p.o. 120	18	i.v. 0,3 p.o. 0,3
Acetyldigoxin	90	i.v. 5–20 p.o. 10–30	18	i.v. 0,3 p.o. 0,3
Methyldigoxin	95–100	i.v. 5–20 p.o. 5–20	22	i.v. 0,2 p.o. 0,2–0,3
Digitoxin	95–100	i.v. 30	7	i.v. 0,1 p.o. 0,07–0,15

Wird eine Herzinsuffizienz von einer Niereninsuffizienz begleitet, so ist Digitoxin indiziert, da es, gegenüber anderen Glykosiden, vorwiegend mit der Galle und nur zum kleinen Teil über die Niere ausgeschieden wird.

3 Dosierung

Die Gesamtdosis eines Herzglykosids, die die maximale Wirkung entfaltet, bezeichnet man als *Volldosis* oder *Vollwirkspiegel*. Sie errechnet sich aus der Summe der Einzeldosen abzüglich der täglichen Abklingquote. Sie liegt für Strophanthin etwa bei 0,6 mg, bei den Digitalisglykosiden etwa bei 1,2-1,5 mg. Diesen Vollwirkspiegel wird man anstreben und nur in Problemfällen überschreiten. So kann man bei der schweren Herzinsuffizienz oder aber bei einer erwünschten maximalen negativ dromotropen Wirkung (wie bei Tachyarrhythmia absoluta bei Vorhofflimmern) den Vollwirkspiegel bis 2,0 mg erhöhen. Nicht verwechseln darf man den Vollwirkspiegel mit der Digitalisplasmakonzentration.

Nur bei akuten lebensbedrohlichen Situationen wird man anstreben, den Vollwirkspiegel eines Herzglykosids rasch zu erreichen. Diese „rasche Aufsättigung" ist von verblüffender Wirksamkeit bei der mit Tachyarrhythmie bei Vorhofflimmern einhergehenden Herzinsuffizienz, beim akuten Linksversagen bzw. beim Lungenödem. Bei allen anderen Formen einer Herzinsuffizienz ist die „mittelschnelle" oder „langsame Aufsättigung" (langsames Erreichen des Vollwirkspiegels) für den Patienten schonender. Man vermeidet subjektiv unangenehme und der Rekonvaleszenz nicht förderliche Überdosierungen, die sich bei rascher Aufsättigung infolge des individuell stark wechselnden Glykosidbedarfs (50-200% der Durchschnittsdosis) oft nicht vermeiden lassen. Insbesondere ist dann eine langsame Aufsättigung angezeigt, wenn nicht ermittelt werden kann, ob ein Patient mit Herzglykosiden vorbehandelt wurde.

Auch bei der raschen Aufsättigung wird man die von den einzelnen Herzglykosiden bekannte Volldosis nicht auf einmal geben, da, wie gesagt, der individuelle Glykosidbedarf stets unbekannt ist. Es hat sich bewährt, die halbe Volldosis als Anfangsdosis zu geben. Wenn danach noch kein befriedigender therapeutischer Effekt eintritt, gibt man ein weiteres Viertel der Volldosis und später evtl. noch das letzte Viertel. Der Zeitraum der raschen Aufstättigung soll, von verzweifelten Ausnahmen abgesehen, 12-24 h umfassen.

Bei der mittelschnellen oder langsamen Aufsättigung genügt es, innerhalb von 5-7 Tagen die Volldosis zu erreichen. Zur Berechnung der Volldosis muß der für die einzelnen Glykoside unterschiedliche Wirkungsverlust pro Tag, die „Abklingquote" (s. Tabelle 4) berücksichtigt werden. Wenn bei Patienten mit leichterer Herzinsuffizienz bereits vor Erreichen der errechneten Vollwirkdosis der gewünschte Behandlungseffekt eingetreten ist, kann man schon vorher auf die Erhaltungsdosis übergehen. Der Vollwirkspiegel muß also nicht in jedem Fall erreicht werden. Der i.v. Darreichungsform wird man dann den Vorzug geben, wenn ein rascher Wirkungseintritt erforderlich ist oder wenn bei starker venöser Stauung im Magen-Darm-Kanal die enterale Resorption in Frage gestellt sein sollte. So hat es sich bewährt, bei der chronischen Stauungsinsuffizienz mit Leberstauung die Behandlung mit i.v. Glykosidgaben zu beginnen und erst nach Eintreten des gewünschten therapeutischen Effekts auf orale Glykosidgaben überzugehen. Die i.v. Darreichungsform setzt voraus, daß die Möglichkeit besteht, zu gleichen Zeiten anfangs 2, später 1 Injektion pro Tag zu verabreichen. Eine verzettelte parenterale Glykosidbehandlung (z.B. 2- bis 3mal wöchentlich) ist der täglichen oralen Glykosidzufuhr unterlegen. Deshalb sollte der oralen Verabreichung des Glykosids der Vorzug gegeben werden, wenn eine gewissenhafte parenterale Glykosidzufuhr nicht durchführbar ist.

Dosierungsbeispiele

Schnelle Aufsättigung mit Strophantin:
    10 Uhr 0,25 mg Strophanthin i.v.
    12 Uhr 0,125 mg Strophanthin i.v.
    15 Uhr 0,125 mg Strophanthin i.v.

Schnelle Aufsättigung mit β-Methyldigoxin (Lanitop) bei schwerer Herzinsuffizienz mit Tachyarrhythmie bei Vorhofflimmern:
    10 Uhr 0,4 mg Lanitop i.v.
    12 Uhr 0,4 mg Lanitop i.v.
    16 Uhr 0,4 mg Lanitop i.v.
    20 Uhr 0,2 mg Lanitop i.v.

Mittelschnelle Aufsättigung mit β-Acetyldigoxin (Novodigal) bei leichteren Formen der Herzinsuffizienz ohne Tachyarrhythmie:
1. Tag: 4mal 0,2 mg p.o (Wirkspiegel 0,8 mg)
2. Tag: 3mal 0,2 mg p.o. (0,8 mg − 18% + 0,6 mg = 1,26 mg)
3. Tag: 2mal 0,2 mg p.o. (1,26 mg − 18% + 0,4 mg = 1,43 mg)
4. Tag: 1mal 0,3 mg p.o. (1,43 mg − 18% + 0,3 mg = 1,47 mg)
Die Erhaltungsdosis liegt bei 0,3 mg/Tag p.o.

Langsame Aufsättigung mit Digitoxin (Digimerck) bei weniger akuten Formen einer Herzinsuffizienz:
1. Tag: 5mal 0,1 mg p. o. (Wirkspiegel 0,5 mg)
2. Tag: 3mal 0,1 mg p. o. (0,5 mg − 7% + 0,3 mg = 0,765 mg)
3. Tag: 3mal 0,1 mg p. o. (0,765 mg − 7% + 0,3 mg = 1,11 mg)
4. Tag: 2mal 0,1 mg p. o. (1,11 mg − 7% + 0,2 mg = 1,23 mg)
5. Tag: 2mal 0,1 mg p. o. (1,23 mg − 7% + 0,2 mg = 1,34 mg)
6. Tag: 2mal 0,1 mg p. o. (1,34 mg − 7% + 0,2 mg = 1,45 mg)
Die Erhaltungsdosis liegt bei 0,07 bis 0,1 mg/Tag p. o.

4 Wann ist ein Herzglykosid kontraindiziert?

Eine Verabreichung von Herzglykosiden ist kontraindiziert, wenn
keine der auf S. 99 genannten Indikationen besteht. Eine weitere
Kontraindikation der Glykosidtherapie ist das Vorhandensein von
Digitalisüberdosierungserscheinungen. Man wird erst dann weiter-
behandeln können, wenn die Intoxikationserscheinungen abgeklungen sind. Eine gleichzeitige Verabreichung von Kalzium i. v. und
Herzglykosiden ist gefährlich und kann, besonders bei geschädigtem
Herzmuskel ein Kammerflimmern auslösen. Bei Hypokaliämie besteht eine erhöhte Digitalisempfindlichkeit, so daß kleinere Dosen
bereits zu Intoxikationserscheinungen führen können. Daran ist besonders nach vorausgegangener Behandlung mit Saluretika oder
beim insulinbehandelten diabetischen Koma zu denken. Bei und
nach Kammertachykardien sowie nach einem überstandenen Kammerflimmern ist Vorsicht mit Herzglykosiden geboten, da sie die Irritabilität dieser meist schwer geschädigten Herzen noch verstärken
können. Wenn eine schwere Herzinsuffizienz besteht, müssen jedoch
trotzdem Glykoside gegeben werden. Die „Vorhoftachykardie mit
AV-Blockierung" wird häufig durch Digitalisgaben ausgelöst und
verschwindet nach Absetzen des Medikaments. Die Herzinsuffizienz
bei hypertrophischer obstruktiver Kardiomyopathie wird besser mit
β-Rezeptorenblockern oder Verapamil (Isoptin) als mit Herzglykosiden behandelt. Ebenso sollte vor einer geplanten Kardioversion kein
Herzglykosid verabreicht werden.

5 Herzglykosidversager

Ein Herzglykosid wirkt am besten an der überlasteten aber sonst stoffwechselgesunden Herzmuskelfaser. Infolgedessen kann die Glykosidwirkung ungenügend sein oder ausbleiben, wenn eine schwere allgemeine Stoffwechselstörung oder eine toxische Schädigung der Herzmuskelzellen vorliegen. So ist das Versagen der Glykosidwirkung bekannt bei schweren Urämien, bei unbehandelten Hyperthyreosen, bei der Diphtherie, beim Thiaminmangel (Beriberi-Herz), bei Vergiftungen mit chlorierten Kohlenwasserstoffen („Fleckwasser"). Auch bei ausgedehnten entzündlichen Erkrankungen des Herzmuskels (Myokarditis) bleiben Glykoside oft wirkungslos. Das gleiche gilt für Patienten mit fortgeschrittener koronarer Herzkrankheit und weitgehender bindegewebiger Umwandlung des Herzmuskels; es sind dann zu wenig Muskelfasern da, an denen sich die Glykosidwirkung entfalten kann. Ebenso bleibt die Glykosidwirkung bei Herzen mit mechanisch behinderter Aktion mangelhaft, z. B. bei schweren Klappenstenosen (Pulmonalstenose, Mitralstenose, Aortenklappenstenose, Thrombus im linken Vorhof) und bei Behinderung der Ventrikeltätigkeit (Herztamponade, konstriktive Perikarditis).

6 Nebenwirkungen

Vor allem bei Überschreiten des individuell stark schwankenden Vollwirkspiegels der einzelnen Herzglykoside treten Nebenwirkungen auf. Schweregefühl im Magen, Appetitlosigkeit, vermehrte Speichelsekretion, Übelkeit, Erbrechen. Besonders beim älteren Menschen können Unruhe und Schlaflosigkeit hinzutreten, es sind auch Verwirrtheitszustände beschrieben worden. Manche Patienten klagen über „Gelbsehen". Das Blutbild kann unter Glykosidbehandlung eine geringe Eosinophilie zeigen. Durch Digitalis ausgelöste allergische Reaktionen (Hauterscheinungen, Thrombopenien) sind sehr selten, ebenso wie eine nach längerer Glykosidbehandlung auftretende Gynäkomastie.

Thromboembolische Komplikationen sind meist Folge einer Blut-
eindickung bei rascher Entwässerung und können durch vorsorgliche Gabe von Antikoagulanzien verhindert werden.

Das EKG wird von den Herzglykosiden in charakteristischer Weise
verändert:

1) Die Überleitungszeit wird länger. Bei vorgeschädigten Herzen
oder Überdosierung kann sich ein partieller oder totaler AV-Block
entwickeln.

2) Im Extremitäten-EKG treten dem QRS-Komplex entgegengerich-
tete Verlagerungen der ST-Strecken auf. Die ST-Senkungen zeich-
nen sich dabei durch einen muldenförmigen Verlauf aus. Auch in
den Brustwandableitungen finden sich ST-Senkungen, häufig schon
in den Ableitungen V2 und V3.

3) Die T-Wellen werden abgeflacht oder − + biphasisch. Besonders
bei einem Linkstyp verhalten sich die T-Wellen entgegengesetzt zu
QRS.

4) Die relative QT-Dauer wird kürzer.

Ferner können im Verlauf einer Herzglykosidbehandlung fast alle
Rhythmusstörungen in Erscheinung treten. Am häufigsten ist die
Kammerextrasystolie, meist als Kammerbigeminus. Wird dann die
Glykosiddosis nicht reduziert oder nicht zusätzlich ein Antiarrhythmikum gegeben, können Kammertachykardien und schließlich sogar Kammerflimmern auftreten. Andere Rhythmusstörungen sind
sehr viel seltener. Die „Vorhoftachykardie mit AV-Blockierung"
kann sich unter einer Glykosidbehandlung entwickeln. Ganz selten
können Vorhofflimmern und -flattern durch hohe Glykosiddosen
ausgelöst werden. Als Folge der negativ dromotropen Wirkung der
Herzglykoside können Leitungsstörungen aller Art zustande kommen: am häufigsten Störungen der atrioventrikulären Überleitung
(Bradyarrhythmien bei Vorhofflimmern, Verlängerung der Überleitungszeit, partieller oder totaler AV-Block), seltener sinuatriale Leitungsstörungen mit partiellem oder totalem sinuatrialem Block und
atriale und ventrikuläre Leitungsstörungen mit Verbreiterung von P
und Auftreten von Schenkelblockbildern.

Behandlung der Nebenwirkungen
Die beste Behandlung der Nebenwirkungen besteht in einer Reduktion der Dosis oder in einem vorübergehenden Absetzen des Glykosids. Die Geschwindigkeit der Rückbildung der Nebenwirkungen ist dabei von der Wirkungsdauer des verwendeten Glykosids abhängig. Wenn begründeter Verdacht auf eine Magenunverträglichkeit besteht, kann man auf die parenterale Zufuhr oder auf dünndarmlösliche Kapseln übergehen.
Rhythmusstörungen erfordern oft neben der Reduktion der Glykosiddosis eine zusätzliche Therapie. Entwickelt sich bei einem Patienten mit Vorhofflimmern eine Bradyarrhythmie mit dadurch bedingtem Absinken des Herzzeitvolumens, so sind kleine Dosen von Alupent (4stündlich 10 mg oral oder 2mal 1 Drg. Alupent Depot) angezeigt. Auch bei allen Formen einer glykosidbedingten AV-Leitungsstörung ist Alupent das Mittel der Wahl. AV-Leitungsstörungen 2. und 3. Grades erfordern zusätzlich das vorsorgliche Legen einer Schrittmacherelektrode. Eine Kammerextrasystolie bzw. ein Kammerbigeminus bedürfen, wenn sie nicht beim Myokardinfarktkranken auftreten, in der Regel keiner zusätzlichen Behandlung. Erscheinen jedoch Salven von Kammerextrasystolen bzw. Kammertachykardien, wird man Antiarrhythmika geben müssen. Versagen diese Mittel oder sind sie wegen ihrer negativ inotropen Wirkung nicht anwendbar (z. B. bei schwerer Herzinsuffizienz oder beim Herzinfarkt), so ist die langsame i. v. Tropfinfusion von Kaliumchlorid (80 mval/l) evtl. mit Zusatz von Xylocain 0,2%ig unter EKG-Kontrolle fast immer erfolgreich. Diese Form der Kaliumanwendung ist jedoch nur unter klinischen Bedingungen gefahrlos durchführbar (Gefahr der Hyperkaliämie). Sonst wird man sich mit oralen Gaben von Kaliumchlorid (Rekawan, Kaliumchlorid-Duriles) begnügen müssen. Selbstverständlich ist die Kaliumbehandlung besonders dann sinnvoll, wenn eine Hypokaliämie nachgewiesen ist (z. B. nach stärkerer Diurese bzw. nach längerer Anwendung von Saluretika).

IV Einstellung eines Diabetes mellitus

1 Einteilung des Diabetes mellitus

Der Diabetes mellitus ist eine hereditäre chronische Stoffwechselerkrankung, die auf einem absoluten oder relativen Mangel an Insulin beruht. Die Pathogenese ist nicht einheitlich. Es lassen sich folgende Formen des Diabetes mellitus unterscheiden:

1) Insulinabhängiger Diabetes mellitus mit erhöhter Ketoseneigung = Typ I oder IDDM („insulin-dependent diabetes mellitus").

2) Insulinunabhängiger Diabetes mellitus ohne erhöhte Ketoseneigung = Typ II oder NIDDM („non insulin-dependent diabetes mellitus"), wobei der Typ II a ohne Adipositas vom Typ II b mit Adipositas unterschieden wird.

3) Sekundärer Diabetes mellitus, z. B. bei Pankreaserkrankungen und bestimmten endokrinen Syndromen.

4) Schwangerschaftsdiabetes bei Frauen, die während der Gravidität eine Glukoseintoleranz entwickeln.

5) Die pathologische Glukosetoleranz (früher subklinischer, asymptomatischer oder latenter Diabetes) ist hinsichtlich ihrer klinischen Bedeutung umstritten. Sie hat wahrscheinlich keinen eigenen Krankheitswert und ist kein sicheres Früherkennungszeichen eines manifesten Diabetes mellitus. Sie ist häufig mit anderen Stoffwechselstörungen (Hyperlipoproteinämie, Hyperurikämie) korreliert.

Oraler Glukosetoleranztest: Nach Abnahme des Nüchternblutzuckers erhält der Patient 100 g Glukose gelöst in 400 ml Tee oder Wasser innerhalb von 5 min zu trinken. Danach wird nach 60 und 120 min der Blutzuckerspiegel bestimmt. Der 2-h-Wert ist wichtiger als der Maximalwert.

Oraler Glukosetoleranztest (Angaben in mg%)

	Normal	Fraglich pathologisch	Pathologisch
2-h-Wert	< 120	121–140	> 140
Maximalwert	< 160	161–180	> 180

Der *Kortison-Glukose-Toleranztest:* Ausführung und Bewertung wie beim Glukosetoleranztest. Es werden jedoch 8½ und 2 h vor der Glukosebelastung je 10 mg Prednison oral verabreicht.

2 Kontrolluntersuchungen bei Diabetes mellitus

1) Blutzuckerbestimmung. Der postprandiale Wert ist dem Nüchternwert vorzuziehen. 1–2 h nach einer Mahlzeit sind die Blutzuckerwerte am höchsten und geben einen Hinweis auf die Blutzuckerregulation nach Belastung. Besser als einzelne Blutzuckerwerte ist ein Tagesprofil mit Kontrollen am Morgen, Mittag und Abend, evtl. auch nachts. Ambulante Bluckzuckerbestimmungen sollten bei Jugendlichen in mindestens 4wöchigen Abständen erfolgen.

2) Quantitative Bestimmung der Zuckerausscheidung im Tag- und Nachturin. Dabei muß die Nierenschwelle für Glukose berücksichtigt werden. Sie ist beim Jugendlichen meist normal oder erniedrigt, beim älteren Menschen erhöht. Fehlerquellen der polarimetrischen Messung können bei gleichzeitiger Gabe bestimmter Medikamente (z. B. Tetrazyklin, Penicillin, Ampicillin) entstehen.

3) Azetonnachweis im Urin und in der Atemluft.

4) Gewichtskontrolle. Sie dient als wichtiges Kriterium der Behandlung des adipösen Diabetikers (allein durch Gewichtsreduktion kann eine Besserung der diabetischen Stoffwechsellage erreicht werden) und zur richtigen Interpretation des Blutzuckerspiegels (erhöhte Blutzuckerwerte können entweder durch Diätfehler bedingt sein, dann erfolgt eine Gewichtszunahme, oder durch Verschlechterung der Stoffwechsellage, dann erfolgt eine Gewichtsabnahme).

5) Hämoglobin A_{1c}. Patienten mit einem unbehandelten Diabetes mellitus weisen einen höheren Glykohämoglobinspiegel der Erythrozyten auf als Gesunde. Da die Konzentration von HbA_{1c} nicht von der aktuellen Glukosekonzentration sondern von der Blutglukosekonzentration über einen längeren Zeitraum abhängig ist, liefert das $Hb-A_{1c}$ eine wichtige Aussage über die mittelfristige Stoffwechselsituation des Diabetikers. Sie ist unbefriedigend bei einem Hb-A$_{1c}$-Wert über 10%.

3 Behandlung des Diabetes mellitus

3.1 Diät

Der Kaloriengehalt der Diät wird nach Lebensalter, Größe, Gewicht und nach Art der körperlichen Tätigkeit berechnet. Man kann den täglichen Nahrungsbedarf ermitteln, indem man das Idealgewicht mit der der körperlichen Tätigkeit entsprechenden Kalorienzahl multipliziert. Er beträgt bei fehlender körperlicher Tätigkeit 20-25 kcal/kg KG, bei leichter körperlicher Tätigkeit 28-32 kcal/kg KG, bei mittelschwerer körperlicher Tätigkeit bis 37 kcal/kg KG und bei schwerer körperlicher Tätigkeit 45-50 kcal/kg KG. Ist der Kranke übergewichtig, erhält er eine niedrige Kalorienstufe, ist er untergewichtig, wird er mit einer entsprechend höheren Kalorienmenge ernährt, bis das Idealgewicht erreicht ist [110].

Bei der *quantitativen und qualitativen Nährstoffverteilung* sollten 40-45% der Tageskalorien als Kohlenhydrate (KH), 30-35% als Fett und 20% als Eiweiß gegeben werden. Besonders die *Kohlenhydrate* sind in mindestens 3 Haupt- und möglichst 2-3 Zwischenmahlzeiten gleichmäßig zu verteilen (zur Erleichterung der Berechnung wurden sog. Broteinheiten eingeführt. 1 BE ist die Menge eines Lebensmittels, die 12 g KH enthält. 1 Scheibe Brot von 25 g entspricht 1 BE). Austauschtabellen erleichtern die Variierung des Speisezettels (s. Tabelle 5 S. 110). *Die Gesamtfettmenge* sollte nur zu einem Drittel, höchstens zur Hälfte zum Streichen, Kochen und Braten verwendet werden. Der Rest ist in verschiedenen Nahrungsmitteln als verborgenes Fett enthalten. Das tierische Fett sollte möglichst durch Fette mit Gehalt an mehrfach ungesättigten Fettsäuren (Pflanzenöle und Margarinearten) ersetzt werden. Mit der *Eiweißzufuhr* darf der Diabetiker relativ großzügig verfahren, er sollte darauf achten, fettreiche Eiweißträger zu meiden.

Verboten sind: Traubenzucker und Rohrzucker sowie alle diese Zuckerarten enthaltenden Nahrungsmittel (s. Tabelle 5). Als Surrogate sind Saccharin, Ilgonetten, Assugrin und Sorbit (bis zu 20 g/Tag) erlaubt.

109

Tabelle 5. Vereinfachte Nahrungsmittelaustauschtabelle

1 BE = 12 g KH entsprechen:

Brotwaren
25 g Vollkornbrot, Mischbrot,
    Schwarzbrot, Roggenbrot
21 g Brötchen (= ½ Brötchen)
21 g Toastbrot
20 g Weizenbrot
16 g Knäckebrot

Kartoffeln
60 g geschälten, gekochten oder
    Pellkartoffeln

Nährmittel
19 g Haferflocken
16 g Grieß
15 g Reis
16 g Nudeln aller Art

Mehle
16 g Weizenmehl
16 g Roggenmehl
14 g Kartoffel- oder Mais-Stärkemehl

Hülsenfrüchte
20 g Erbsen
20 g Bohnen
20 g Linsen

Obst
100 g Äpfel
170 g Apfelsinen oder Mandarinen
 90 g Bananen
 90 g Birnen
150 g Erdbeeren, Himbeeren oder
    rote Johannisbeeren
130 g Stachelbeeren
120 g schwarze Johannisbeeren
120 g Pfirsiche
110 g Pflaumen oder Aprikosen
100 g Sauerkirschen
 90 g Süßkirschen

Milch
250 g Vollmilch
250 g Magermilch
240 g Joghurt
300 g Buttermilch oder Sauermilch

Nicht erlaubt sind folgende Nahrungsmittel:
Zucker und alle „Süßigkeiten", Bonbons, Schokolade, Pralinen, Kuchen, Torten, Kekse, Honig, Gelee, Marmelade, Konfitüren, Sirup, Fruchtsäfte, Süßmoste, süße Kaugummis, Speiseeis, Süßspeisen, Schlagsahne, Buttercreme, Mayonnaise, Liköre, Südweine, Weiß- und Rotweine mit Restsüße, Lionaden, Bier, Sekt, Colagetränke, gezuckerte Kondensmilch, Backobst, getrocknete Südfrüchte, zuckerhaltige Medikamente.

Tabelle 6. Art und Wirkungsweise gebräuchlicher Insuline

Handelsbezeichnung	Spezies	Wirkungs-eintritt [h]	Wirkungs-maximum [h]	Wirkungs-dauer [h]	Injektion vor der Mahlzeit [h]
1) *Schnellwirkende Insuline*					
Insulin Hoechst Alt u. H-Insulin Hoechst	R oder S	½	1 – 2	3– 8	¼
Velasulin Nordisk u. Velasulin human	S	½–1	1½ – 3	5– 7	½
MC-Insulin Actrapid Novo u. Actrapid HM	S	½	2½ – 5	7	unmittelbar zuvor
Huminsulin Normal Lilly	Biosynthetisch	¼–½	1 – 3	6– 8	¼
2) *Mittellangwirkende Insuline*					
Depot Insulin und Depot-H-Insulin Hoechst	S	½–1	1½ – 2	12–16	½–¾
Basal-H-Insulin Hoechst	S	1	4 – 6	11–20	¾–1
MC-Insulin Novo Semilente	S	1½	4½ – 5½	15½	½–¾
Protophan HM Novo	S	1½	4 –12	22–24	¾–1
Monotard HM Novo	S	1½	6 –16	bis 22	¾–1
Insulatard u. Insulatard human Nordisk	S	1–1½	6 – 8	16–20	½–1
Huminsulin Basal Lilly	biosynthetisch	½–¾	3 –10	bis 18	½–¾
3) *Kombinationen von Verzögerungs- und Altinsulinen*					
Komb-Insulin Hoechst	R oder S	1	1½ – 4	9–14	½–¾
Insulin Initard und Initard human Nordisk	S	½–1	3 – 6	12–16	½–¾
Insulin Mixtard und Mixtard human Nordisk	S	½–¾	3 – 7	14–20	½–¾
Actraphan HM Novo	S	½	2 –12	bis 24	¼–½
Huminsulin Profil I Lilly	biosynthetisch	½	2 – 9	bis 18	½
Huminsulin Profil II Lilly	biosynthetisch	½	2 – 8	bis 18	½
4) *Langwirkende Insuline*					
Long Insulin Hoechst	S	1	3 – 8	18–26	¾–1
Insulin Novo Ultralente	R	4	10 –30	36	½–¾

3.2 Insulin [56, 78]

Man unterscheidet Altinsulin mit schnellem Wirkungseintritt und kurzer Wirkungsdauer, Verzögerungs- oder Depotinsuline mit langsamem Wirkungseintritt und mittellanger oder langer Wirkungsdauer und Mischinsuline mit schnellem Wirkungseintritt und verzögerter Wirkungsdauer. Aufgrund neuer Erkenntnisse auf dem Gebiet der Immunologie werden speziesreine Insuline vom Rind und vom Schwein und, in neuester Zeit, biosynthetisches Humaninsulin aus E. coli und semisynthetisches Humaninsulin aus Schweineinsulin hergestellt. Sie haben eine signifikant geringere Antikörperbildung zur Folge. Dazu gehören die MC-Präparate der Fa. Novo, die CS-Präparate der Fa. Hoechst, die Präparate der Hormon-Chemie sowie die Humaninsuline der oben genannten Firmen und der Fa. Lilly. Diese Präparate sind indiziert bei Neueinstellungen, bei Patienten mit Insulinresistenz, Insulinallergie und Lipoatrophie sowie bei intermittierender Behandlung mit Insulin. Arten und Wirkungsweise der gebräuchlichen Insuline sind in Tabelle 6 dargestellt.
Die Gabe von Insulin ist indiziert 1) beim Typ-I-Diabetes (Insulinmangel), 2) nach Pankreasresektion (Insulinmangel), 3) bei nachgewiesenem primären oder sekundären Versagen einer Sulfonylharnstofftherapie bei Normgewicht (subtotaler Insulinmangel), 4) in der Schwangerschaft, 5) wenn bei einem mit maximalen Dosen oraler Antidiabetika eingestellten Diabetes mellitus durch Infekte, Operationen oder Glukokortikoidbehandlung eine Dekompensation zu erwarten ist, 6) bei häufigen Rezidiven chronischer Infekte (z. B. Pyelonephritis), die jeweils immer wieder zur Insulinbedürftigkeit führen und 7) bei nicht allein mit Diät einstellbarem Diabetes mellitus und gegebener Kontraindikation für orale Antidiabetika.
Die Dosierung des Insulins richtet sich nach der Höhe des Blutzuckers und der Zuckerausscheidung im Harn. Eine Einheit Insulin bringt etwa 2 g Harnglukose zum Verschwinden. Bei einer Zuckerausscheidung über 100 g Glukose muß man mit relativ kleineren Insulinmengen rechnen (1 E für etwa 3–4 g Harnzucker). Man kann entweder zunächst 3- bis 4mal täglich kleinere Mengen Altinsulin injizieren und später auf 1 oder 2 Injektionen eines Depotinsulins übergehen. Oder man beginnt mit einer kleineren Dosis Depotinsulin, die nach Bedarf erhöht wird. Überschreitet die Insulineinzeldo-

sis 40 E, sollte sie möglichst auf 2 Dosen (⅔ der Dosis morgens und ⅓ der Dosis abends) verteilt werden. Die Injektion erfolgt entweder in normalen 2-ml-Rekordspritzen, in 2-ml-Einmalspritzen (1 Teilstrich = 4 E) oder in Insulinspritzen (1 Teilstrich = 2 E).

Der Diabetiker muß orientiert werden über Insulindosis in Einheiten und Teilstrichen, die Art des Insulins, die Technik der subkutanen Injektion und der geeigneten Injektionsstellen (Oberarm, Bauchhaut, Oberschenkel und Rücken), und über Reinigung, Sterilisation und Aufbewahrung von Spritzen und Nadeln.

Die wichtigsten Nebenwirkungen des Insulins sind die Bildung von Insulinantikörpern, Insulinallergie, Lipodystrophie (= Atrophie des Unterhautfettgewebes an Stellen der Injektionen) und die Hypoglykämie bei absoluter oder relativer Insulinüberdosierung [101].

3.3 Orale Antidiabetika [9, 75, 99]

a) Sulfonylharnstoffverbindungen haben eine β-zytotrope Wirkung, bewirken eine Ausschüttung von Insulin aus den β-Zellen des Pankreas und sind daher an das Vorhandensein von Inselzellgewebe gebunden. Sie sind indiziert bei erwachsenen Diabetikern, die mit Diät allein nicht einstellbar sind und keine Zeichen von Ketoazidose aufweisen, ferner bei Zuckerkranken, deren Stoffwechselstörung erst nach dem 40. Lebensjahr manifest wurde, deren Insulintherapie weniger als 5 Jahre dauert und die mit 30 oder weniger Einheiten Insulin pro Tag auskamen. Wenn die Patienten schon länger mit Insulin oder mit höheren Dosen behandelt wurden, ist eine Umstellung wenig sinnvoll, lediglich bei Übergewichtigen kann man es versuchen.

Die gebräuchlichsten Sulfonylharnstoffe

	Dosierung
Tolbutamid (Rastinon, Artosin)	0,5–2,0 g/Tag
Glykodiazin (Redul)	0,5–2,0 g/Tag
Carbutamid (Nadisan, Invenol)	0,5–1,5 g/Tag
Chlorpropamid (Chloronase, Diabetoral)	0,12–0,5 g/Tag
Tolazamid (Norglycin)	0,05–0,6 g/Tag
Glibornurid (Glutril)	0,0125–0,075 g/Tag
Glisoxepid (Pro-Diaban)	0,002–0,016 g/Tag
Glibenclamid (Euglukon 5)	0,0025–0,015 g/Tag

Die Therapie mit Sulfonylharnstoffen ist kontraindiziert bei Diabetikern, die sich mit Diät allein gut einstellen lassen, beim manifesten Diabetes der Kinder und Jugendlichen (Insulinindikation), bei einem ungenügenden Ansprechen auf diese Behandlung, bei Diabetikerinnen im generationsfähigen Alter, bei Ketoazidose, bei schwerer Nieren- oder Leberinsuffizienz sowie bei schweren Angiopathien mit feuchter Gangrän oder schwerer Retinopathie.

Die wichtigsten Nebenwirkungen der Sulfonylharnstoffe sind gelegentliche gastrointestinale Beschwerden, Leukopenien, Thrombopenien und ein möglicher teratogener Effekt.

b) Biguanidderivate wirken auch bei Abwesenheit von Insulin [4, 9, 107]. Sie steigern die Glukoseutilisation in der Körperperipherie, hemmen die Glukoneogenese und Glykolyse in der Leber sowie die Kohlenhydratabsorption im Dünndarm.

Wegen ihrer Nebenwirkungen sind die Biguanide in den letzten Jahren fast völlig aus der Therapie verschwunden. In Deutschland steht nur noch das Metformin (Glucophage, Glucophage retard, Diabiform, Haurymellin) zur Verfügung. Bei dieser Substanz soll das Risiko einer Laktazidose offenbar geringer sein als bei Phenformin und Buformin. Die Dosierung beträgt 500–2000 mg/Tag. Um Nebenwirkungen zu vermeiden, soll die Dosierung einschleichend erfolgen, die Einnahme stets am Ende der Mahlzeiten. Unter genauer Beachtung der Kontraindikationen kann man die Biguanide beim Typ-IIa-Diabetiker verordnen, der mit Diät und Sulfonylharnstofftherapie ungenügend eingestellt ist und bei dem eine Insulintherapie nicht möglich ist.

Die *Kontraindikationen* sind die gleichen wie bei den Sulfonylharnstoffen. Strengere Maßstäbe sind hier jedoch anzulegen bei eingeschränkter Nierenfunktion (schon bei einem Kreatininwert über 1,2 mg%), bei herabgesetzter Leberfunktion (Hepatitis, Leberzirrhose), bei Zuständen, die mit Hypoxie einhergehen können, wie kardiale oder respiratorische Insuffizienz, interkurrente fieberhafte Erkrankungen und höheres Lebensalter, bei Alkoholabusus, Pankreatitis, Abmagerungskuren, konsumierenden Erkrankungen und wenn sich Diabetiker der ärztlichen Kontrolle entziehen.

Die wichtigsten *Nebenwirkungen* sind: metallischer Mundgeschmack, Übelkeit, Erbrechen, Durchfälle, Kopfschmerzen, Verstärkung von Stenokardien, Absorptionsstörungen von Vitamin B_{12} und v. a. das Auftreten einer Laktazidose (s. S. 56).

Diät und medikamentöse Behandlung sollen mit einer *geregelten Lebensweise* und einer angemessenen körperlichen Bewegung Hand in Hand gehen. Dabei sind außergewöhnliche Anstrengungen ebenso schädlich wie körperliche Trägheit. Notwendig sind regelmäßige wöchentliche Gewichtskontrollen.

Kriterien einer guten Diabeteseinstellung: Beim Typ-I-Diabetes Nüchternblutzucker < 140 mg%, 1 h postprandial < 200 mg%, 2 h postprandial < 180 mg%. HbA_{1c} < 10%, Harnzuckerausscheidung möglichst niedrig (< 10 g/24 h), fehlende Ketonurie, Serumcholesterin < 250 mg%, Triglyzeride < 150 mg% und keine Hypoglykämien. Beim Typ-II-Diabetes Nüchternblutzucker < 120 mg%, Harnzucker negativ, fehlende Ketonurie, Serumcholesterin < 250 mg%, Triglyzeride < 150 mg%, keine Hypoglykämien und Normalgewicht.

3.4 Spezielle therapeutische Gesichtspunkte der verschiedenen Diabetesformen

Der **Typ-I-Diabetes** muß mit Insulin behandelt werden [88]. Man sollte zunächst versuchen, mit einer Dosis Depotinsulin auszukommen, bei hohen Nüchternblutzuckerwerten am Morgen evtl. gemischt mit einer kleineren Dosis Altinsulin. Bei starken Blutzuckerschwankungen ist es oft zweckmäßiger, morgens und abends je eine Injektion eines Mischinsulins zu verabreichen. Die Abenddosis sollte etwa ein Drittel der Morgendosis betragen. Gelegentlich kann es notwendig sein, zusätzlich kleine Altinsulingaben gegen Mittag oder auch um Mitternacht zu verordnen. Für den jugendlichen Diabetiker ist die gleichmäßige Verteilung der Kohlenhydrate mit zusätzlicher Spätmahlzeit besonders wichtig. Bei Neigung zur Ketoazidose hat sich das Einschalten von Hafertagen bewährt.

Gelingt die Einstellung eines Typ-I-Diabetes nicht, kann dies folgende Gründe haben: fehlerhafte Anzahl oder Verteilung der Mahlzeiten, zu stark wechselnde berufliche Belastung oder stark wechselnde körperliche Tätigkeit, fehlende Kooperation, falsche Diätzusammensetzung, falscher Injektionszeitpunkt, endokrine Begleiterkrankungen, gastrointestinale Erkrankungen, Infekte, Hyperinsulinierung, zu lang wirkende Insuline, zu langsame Resorption aus vernarbtem Unterhautgewebe.

Auch bei Fehlen der oben genannten Gründe gibt es Diabetiker, die mit den üblichen 2- bis evtl. 3maligen Insulininjektionen nicht einzustellen sind. In solchen Fällen empfiehlt sich die Anwendung einer tragbaren Insulinpumpe, mit der eine Basalrate (evtl. tagsüber und nachts unterschiedlich) eingestellt und die zu den einzelnen Mahlzeiten notwendigen Insulinmengen abgerufen werden können. Weitere Indikationen der Behandlung mit Insulinpumpe sind die diabetische Polyneuropathie und der Diabetes in der Schwangerschaft, um Komplikationen von seiten des Kindes zu verhüten.

Der **Typ-II-Diabetes:** Die meisten dieser Diabetiker sind übergewichtig. Da dadurch die Kohlenhydrattoleranz verschlechtert ist, steht die *kalorisch beschränkte Reduktionskost* mit 300–400 kcal oder Nulldiät an erster Stelle der Behandlung [85]. Gleichzeitig sollte man zu sportlicher Betätigung bzw. zu regelmäßiger körperlicher Tätigkeit raten. Erst wenn nach Gewichtsreduktion, guter diätetischer Einstellung und ausreichender körperlicher Bewegung keine zufriedenstellende Stoffwechsellage erreicht werden kann, ist eine *medikamentöse Therapie* angezeigt. Bei Patienten über 70 Jahre mit leichteren Blutzuckererhöhungen und Neigung zur Hypoglykämie empfehlen sich Rastinon, Artosin oder Glutril, bei schwer einstellbaren Diabetesformen mit hohen Blutzuckerwerten Euglukon 5. Erst wenn mit einer Behandlung von maximal 3 Tabl. Euglukon 5 kein Erfolg zu erreichen ist, ist die Gabe von Insulin gerechtfertigt, am besten in Form eines Depotpräparates. Während man beim übergewichtigen Diabetiker von der medikamentösen Therapie zunächst die Normalisierung des Körpergewichts anstreben sollte, kann man beim Normalgewichtigen sofort mit der medikamentösen Therapie beginnen.

Bei *interkurrenten Infekten* und *Magen-Darm-Störungen* darf die Kohlenhydratmenge nicht verringert werden oder gar die Insulingabe unterbleiben. Man sollte die normale Insulinmenge oder mindestens zwei Drittel der üblichen Insulindosis injizieren und Kohlenhydrate in leicht verdaulicher Form aus Hafer- oder Reisschleim oder Traubenzucker im Tee, notfalls als Lävulose oder Glukose i.v. zuführen.

Während eines größeren operativen Eingriffs erhält der insulinbedürftige Diabetiker präoperativ die Hälfte der üblichen Depotinsulindosis, die andere Hälfte nach der Operation zusammen mit 1000 ml 5%iger Glukose bzw. Lävulose i.v. Bei einem labilen Diabetes mellitus ist es zweckmäßiger, am Operationstag und an den folgenden Tagen je nach Blutzuckerverhalten auf 3-4 Dosen Altinsulin bei Infusion von 1000 ml 5%iger Glukose bzw. Lävulose überzugehen. Bei den oral eingestellten Diabetikern genügt meist Nahrungskarenz und die Vermeidung von zuckerhaltigen Infusionen. Bei schweren Fällen kann man auch bei Einleitung der Narkose 1,0 g Tolbutamid in 500 ml 5%iger Lävuloselösung innerhalb von 30-60 min infundieren und im Laufe des Tages dann noch mindestens weitere 75 g Kohlenhydrate zuführen [27]. Damit erübrigt sich meist eine präoperative Umstellung auf Insulin. Anderenfalls muß man je nach Höhe des Blutzuckers zusätzlich Altinsulin injizieren. Bei passagerer Insulinbehandlung sollte man ein gereinigtes Altinsulin verwenden.

Diabetes und Schwangerschaft [10, 150]
Die diabetogene Wirkung einer Schwangerschaft kann sich in 3facher Hinsicht äußern: 1) In der Entwicklung eines nur während der Schwangerschaft nachweisbaren Diabetes mellitus jeglichen Schweregrades, der nach Beendigung der Schwangerschaft in das Stadium der gestörten Glukosetoleranz zurückgeht; 2) in der Verschlimmerung einer gestörten Glukosetoleranz zum Stadium des insulinabhängigen Diabetes; 3) in der Verschlimmerung eines Insulinmangeldiabetes bis zur Ketoazidose.
Im ersten Drittel der Schwangerschaft (8.-10. Woche) bessert sich häufig als Folge einer Hemmung der Hypophysenvorderlappenaktivität die Kohlenhydrattoleranz, so daß Hypoglykämien auftreten können. Im 2. und 3. Drittel (um die 24.-28. Woche) nimmt die Kohlenhydrattoleranz ab als Folge zunehmender Produktion kontrainsulärer Hormone. Der Insulinbedarf steigt um 25-100%, es setzt eine Ketoseneigung ein, die für die Frucht gefährlich ist. Durch die Wehenarbeit der Geburt wird die Insulinwirkung verstärkt. Es kann zu Hypoglykämien kommen. Nach der Entbindung setzt abrupt ein Rückgang des Insulinbedarfs ein.
Diabeteskomplikationen können sich durch die Schwangerschaft verschlechtern: Harnwegsinfekte werden häufiger, Neuropathien können zunehmen, die Kreatininclearance kann sich verschlechtern, eine Retinopathie kann sich stärker ausprägen. Auch Schwanger-

schaftskomplikationen (Aborte, Gestosen, Hydrammion) sind bei Diabetikerinnen häufiger als bei Stoffwechselgesunden.

Die kindliche Mortalität liegt in Spezialkliniken zwischen 5 und 15%, im Durchschnitt bei 11,1%. Kindliche Mißbildungen und zerebrale Schäden treten etwa 3mal häufiger auf.

Die Therapie des Diabetes mellitus in und nach der Schwangerschaft muß in enger Zusammenarbeit zwischen Internist und Geburtshelfer erfolgen. Eine stationäre internistische Betreuung ist meist erforderlich nach Feststellung einer Gravidität, ferner ab der 32. Schwangerschaftswoche bis zur Geburtseinleitung und bei drohender Stoffwechselentgleisung oder Komplikationen. Ambulante Blutzuckerkontrollen sind in Abständen von 8–14 Tagen ratsam. Die Patientin sollte über die Stoffwechselveränderungen in der Gravidität aufgeklärt werden. Die Diät muß so bemessen sein, daß die Gewichtszunahme 10 kg nicht überschreitet. Sie besteht meist aus 30 kcal/kg Idealgewicht. Bei adipösen Patientinnen wird eine Reduktionskost von 1000 bis 1200 kcal gegeben. Die Diät sollte in der 2. Schwangerschaftshälfte kochsalzarm sein. Orale Antidiabetika verbieten sich. Auch bei leichtem, diätetisch allein nicht einstellbaren Diabetes mellitus hat eine Insulintherapie zu erfolgen. Im 1. Drittel der Schwangerschaft muß die Insulindosis meist reduziert, im 2. und 3. Drittel gesteigert werden. Häufig sind 3 Injektionen bzw. die Anwendung der Insulinpumpe erforderlich. Postpartal erfolgt oft ein rascher Abfall des Insulinbedarfs. Während man früher eine Entbindung in der 35. bis 36. Woche angestrebt hat, schiebt man bei optimaler Diabeteskontrolle den Termin in die 38. bis 39. Woche hinaus. Auf das Stillen sollte man bei der diabetischen Mutter verzichten, da die Stilleistung ohnehin meist gering ist, das Stillen die Errechnung des Kalorienbedarfs erschwert und die Gefahr einer Mastitis droht.

Eine Information von Hoechst über Tarivid®

Das Prinzip der Gyrasehemmung

Die Gyrase ist ein Enzym, das der DNS des Bakteriums – zuständig für Zellstoffwechsel und Vermehrung – eine verdrillte und kompakte Form gibt. Diese ist Voraussetzung für die Lebensfähigkeit des Erregers.

Das Enzym Gyrase wird durch den Wirkstoff von Tarivid – Ofloxacin – gehemmt. Die kompakte Struktur der DNS geht verloren und damit die vitalen Funktionen des Bakteriums. Der Erreger stirbt ab.

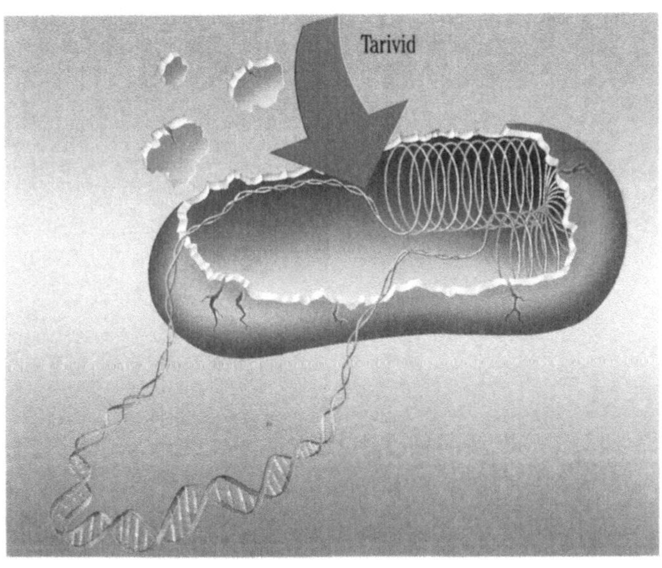

Der Gyrasehemmer Tarivid im Vergleich zu herkömmlichen Antibiotika

Antibiotika üben auf Bakterien eine unterschiedliche Wirkung aus. So schädigen Penicilline zum Beispiel die Bakterienwand, indem sie deren Netz, das Murein, zerstören. Andere Antibiotika, z. B. Tetrazykline, Aminoglykoside und Erythromycin greifen in verschiedene Stufen der Proteinsynthese ein. Nicht zu unterschätzen ist die Gefahr, daß sich resistente Mutanten bilden. Diese existieren bei fast allen Bakterienarten und überleben durch „Ausleseaktionen".

Das neue Prinzip der Gyrasehemmung überwindet Keime, die gegen die bisher bekannten Antibiotika resistent sind. Gyrasehemmer sind vielfach auch dann noch wirksam, wenn andere Antibiotika versagen.

Behandlungsergebnisse mit Tarivid

Klinische Prüfungen mit Tarivid wurden an 17 965 Patienten in der Bundesrepublik Deutschland, in anderen europäischen Ländern sowie in Japan durchgeführt. Es handelte sich zum Teil um schwere Infektionen. Mit Tarivid wurde bei allen geprüften Indikationen ein bemerkenswert gutes Behandlungsergebnis erzielt.

Hohe antibakterielle Aktivität und breites Wirkungsspektrum

Tarivid ist eine echte Innovation auf dem Gebiet der Breitspektrum-Antibiotika. Aufgrund seines Wirkprinzips „Gyrasehemmung" zeigt Tarivid auch gegenüber multiresistenten Bakterien eine bakterizide Wirkung.

Vollständige Resorption

Tarivid wird oral schnell und nahezu vollständig resorbiert, praktisch unabhängig von der Nahrungsaufnahme. Bereits nach einer halben bis einer Stunde ist das Maximum des Serumspiegels erreicht. Die Serumeliminationshalbwertszeit beträgt 6 – 7 Stunden.

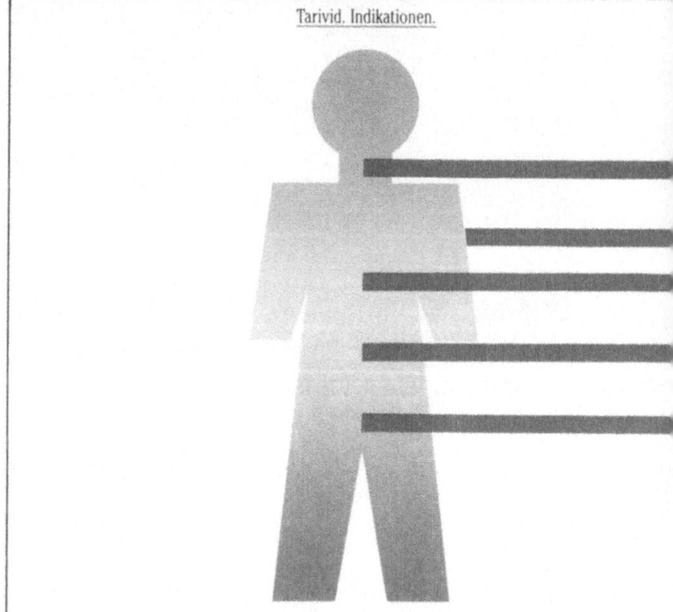

Zusammensetzung: 1 Filmtablette enthält 200 mg Ofloxacin.

Indikationen: Bakterielle Infektionen, verursacht durch Ofloxacin-empfindliche Erreger: Infektionen der Atemwege, einschließlich Hals, Nase und Ohren. Infektionen der Weichteile und der Haut. Infektionen des Bauchraumes einschließlich des kleinen Beckens (mit Ausnahme von bakteriell bedingten Enteritiden). Infektionen der Niere, der ableitenden Harnwege und der Geschlechtsorgane, Gonorrhö. Tarivid wirkt bakterizid. Die folgenden Erreger können als empfindlich angesehen werden: Streptokokken der serologischen Gruppen A, B, C, G, Streptococcus faecalis, Staphylococcus aureus (einschl. der Methicillin-resistenten Staphylokokken), Staphylococcus epidermidis, Neisseria gonorrhoeae, Neisseria meningitidis, Escherichia coli, Citrobacter, Klebsiella, Enterobacter, Hafnia, Proteus (indolnegative und indolpositive), Salmonella, Shigella, Acinetobacter, Yersinia enterocolitica, Campylobacter jejuni, Aeromonas, Plesiomonas, Vibrio cholerae, Vibrio parahaemolyticus, Pseudomonas aeruginosa, Haemophilus influenzae, Chlamydien, Mykoplasmen, Legionella. Unterschiedlich empfindlich sind: Streptococcus faecium und pneumoniae, Serratia marcescens, Bakteroides spp., Clostridium spp. Meist resistent sind: Fusobacterium spp., Eubacterium spp., Peptokokken, Peptostreptokokken. Erkenntnisse über die Wirksamkeit von Ofloxacin gegenüber Treponema pallidum liegen noch nicht vor.

Kontraindikationen: Überempfindlichkeit gegen Ofloxacin oder andere Chinoloncarbonsäurederivate. Nicht bei Epileptikern anwenden. Tarivid soll Kindern und Jugendlichen in der Wachstumsphase sowie Schwangeren und Stillenden nicht verabreicht werden, da keine Erfahrungen über die Sicherheit der Anwendung bei diesen Gruppen vorliegen und aufgrund von Ergebnissen aus Tierversuchen Gelenkknorpelschädigungen beim noch nicht erwachsenen Organismus nicht völlig unwahrscheinlich sind.

Nebenwirkungen: Allergische Erscheinungen, insbesondere Überempfindlichkeitsreaktionen der Haut. In Einzelfällen Petechien, hämorrhagische Bullae und Papeln als Ausdruck einer Vaskulitis. Photodermatose. Selten Symptome wie Gesichtsödem, Zungenschwellung, Glottisödem, Tachykardien, Atemnot bis hin zum bedrohlichen Schock. Gelegentlich Störungen im Bereich des Nervensystems, z.B. Kopfschmerzen, Schwindel, Schlafstörungen, Alpträume, muskuläre Koordinationsstörungen, Parästhesien in den Gliedmaßen, sensorische Störungen wie Seh-, Geschmacks- und Geruchsstörungen. Halluzinationen und psychotische Reaktionen wie Unruhe, Erregungszustände, Angstzustände, Verwirrtheit. Diese Reaktionen traten überwiegend bei älteren Patienten mit hochfieberhaften Infektionen des Respirationstraktes und Herzinsuffizienz auf. Selten Gelenk- und Muskelschmerzen. In Einzelfällen Blutbildveränderungen (Leukopenie, Agranulozytose, Thrombozytopenie, Anämie). Vorübergehender Anstieg der Leberenzyme und/oder des Bilirubins sowie des Serumkreatinins. Es kann zu Beschwerden im Magen-Darm-Bereich kommen (Magenbeschwerden, Bauchschmerzen, Appetitlosigkeit, Übelkeit, Erbrechen oder Durchfall). Bei Auftreten von schweren und anhaltenden Durchfällen ist an eine pseudomembranöse Kolitis zu denken, die sofort behandelt werden muß. In solchen Fällen ist Tarivid sofort abzusetzen und eine geeignete Therapie (z.B. Vancomycin oral, 4 x 250 mg täglich) einzuleiten. Peristaltikhemmende Präparate sind kontraindiziert. Auch bei bestimmungsgemäßem Gebrauch von Tarivid kann das Reaktionsvermögen soweit verändert sein, daß die Fähigkeit zur aktiven Teilnahme am Straßenverkehr oder zum Bedienen von Maschinen beeinträchtigt wird.

Wechselwirkungen mit anderen Mitteln: Wirkungsabschwächung bei gleichzeitiger Gabe von mineralischen Antazida.

Wirkungsweise: Bakterizid durch Hemmung der bakteriellen DNS-Gyrase.

Dosierung: Je nach Indikation erhalten Patienten 2 x ½ bis 2 x 1 Filmtablette pro Tag im Abstand von 12 Stunden. In schweren Fällen kann die Dosis auf 2 x 1½ bis 2 x 2 Filmtabletten erhöht werden. Bei eingeschränkter Nierenfunktion ist die Dosis entsprechend zu reduzieren.

Handelsformen und Preise: Filmtabletten zu 200 mg mit Bruchrille; N 1: 10 Filmtabletten 43,55 DM; N 2: 20 Filmtabletten 81,90 DM; Krankenhauspackungen.

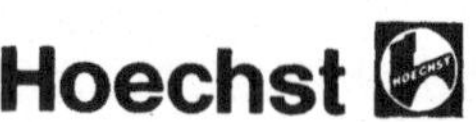

200907-April 87/021

V. Das Wichtigste über das EKG

1 In welcher Reihenfolge geht man bei der Auswertung eines EKG vor?

1) Herzfrequenz. Die Voraussetzung zur Bestimmung von Zeitwerten im EKG ist die Angabe der Papierlaufgeschwindigkeit. Die übliche Papierlaufgeschwindigkeit ist 50 mm/s. Nur zur fortlaufenden Aufzeichnung von Rhythmusstörungen sind langsamere Laufgeschwindigkeiten zweckmäßig. Jede Abweichung von der Laufgeschwindigkeit 50 mm/s sollte auf dem EKG-Streifen angegeben sein.

Zur Bestimmung der Herzfrequenz mißt man eine Periodendauer (Intervall P – P oder R – R).

Die Formel

$$\text{Frequenz/min} = \frac{60}{\text{Periodendauer in s}}$$

gibt dann die Herzschlagfolge pro Minute an. Bei bestehender Arrhythmie ist es ratsam, mehrere P-P- oder R-R-Intervalle auszumessen und deren Mittelwert in die Formel einzusetzen. Eine Tabelle erleichtert die Frequenzbestimmung (Tabelle 6). Bei einer Dissoziation von Vorhof- und Kammertätigkeit (z. B. partieller oder totaler AV-Block, Kammertachykardie) sind Vorhof- oder Kammerfrequenz zu berechnen. Bei Vorhofflimmern oder -flattern kann man die Flimmer- bzw. Flatterfrequenz bestimmen.

2) Typ. Im Laufe des Lebens wandelt sich der Typ des Extremitäten-EKG. Neugeborene zeigen einen Rechtstyp, Kleinkinder und

Tabelle 7. Links Herzfrequenz pro Minute, rechts die entsprechende Periodendauer (R-R oder P-P) in Sekunden

Frequenz [min]	R-R [s]	Frequenz [min]	R-R [s]	Frequenz [min]	R-R [s]	Frequenz [min]	R-R [s]
20	3,00	51	1,18	82	0,73	136	0,44
21	2,86	52	1,15	83	0,72	138	0,43
22	2,73	53	1,13	84	0,71	140	0,42
23	2,61	54	1,11	85	0,71	150	0,40
24	2,50	55	1,09	86	0,70	160	0,38
25	2,40	56	1,07	87	0,69	170	0,35
26	2,31	57	1,05	88	0,68	180	0,33
27	2,22	58	1,03	89	0,67	190	0,32
28	2,14	59	1,01	90	0,67	200	0,30
29	2,08	60	1,00	92	0,65	208	0,29
30	2,00	61	0,98	94	0,64	216	0,28
31	1,94	62	0,97	96	0,63	224	0,27
32	1,88	63	0,95	98	0,61	232	0,26
33	1,82	64	0,94	100	0,60	240	0,25
34	1,76	65	0,92	102	0,59	250	0,24
35	1,71	66	0,91	104	0,58	260	0,23
36	1,67	67	0,90	106	0,57	270	0,22
37	1,62	68	0,88	108	0,56	280	0,21
38	1,58	69	0,87	110	0,55	300	0,20
39	1,54	70	0,86	112	0,54	315	0,19
40	1,50	71	0,85	114	0,53	330	0,18
41	1,47	72	0,83	116	0,52	350	0,17
42	1,43	73	0,82	118	0,51	375	0,16
43	1,40	74	0,81	120	0,50	400	0,15
44	1,36	75	0,80	122	0,49	425	0,14
45	1,33	76	0,79	124	0,48	460	0,13
46	1,30	77	0,78	126	0,48	500	0,12
47	1,28	78	0,77	128	0,47	540	0,11
48	1,25	79	0,76	130	0,46	600	0,10
49	1,22	80	0,75	132	0,45		
50	1,20	81	0,74	134	0,45		

Schulkinder einen Steiltyp oder Mitteltyp, junge Menschen meist einen Mitteltyp, ältere Menschen jenseits des 45. Lebensjahres einen Linkstyp. Die Variationsbreite innerhalb der einzelnen Altersgruppen ist jedoch groß. Einflüsse der Konstitution machen sich geltend. Das EKG des Pyknikers ist linkstypischer, das EKG des Asthenikers rechtstypischer. Abweichungen von diesem fast gesetzmäßigen Verhalten des Typs können einen Hinweis auf eine Herzerkrankung geben. Eine hämodynamisch vermehrte Belastung des rechten Herzens dreht den Typ nach rechts, eine vermehrte Belastung des linken Herzens dreht den Typ nach links. Herzinfarkte können einen plötzlichen Typenwandel verursachen (Vorderwandinfarkt nach rechts, Hinterwandinfarkt nach links).

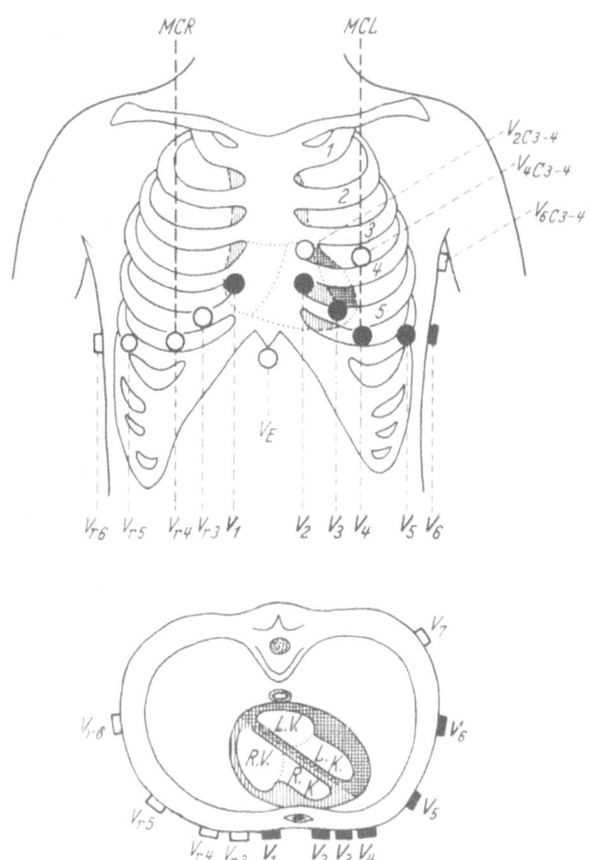

Abb. 3. Abnahmestellen der Brustwandableitungen (aus [71]). *MCR* rechte Medioklavikularlinie, *MCL* linke Medioklavikularlinie, *L.V.* linker Vorhof, *L.K.* linke Kammer, *R.V.* rechter Vorhof, *R.K.* rechte Kammer

3) P-Welle. Sie soll beim Erwachsenen nicht breiter als maximal 0,11 s sein, Werte darüber sind im Sinne einer Vorhofleitungsstörung zu deuten. Beim Kind ist die Dauer der P-Welle kürzer, d.h. Werte unter 0,11 s können schon einer pathologischen Verbreiterung entsprechen. Die P-Welle soll im Extremitäten-EKG nicht höher als 0,3 mV sein, Werte darüber können auf pathologischen Veränderungen im rechten Vorhof beruhen (z.B. P-pulmonale).

4) Die PQ-Dauer (Synonyme: AV-Intervall, Überleitungszeit) gibt den Zeitwert von Beginn der Vorhoferregung bis Beginn der Kammererregung an. Der obere Grenzwert liegt bei 0,20 s. Wird er überschritten, so liegt eine Vorhof-Kammer-Leitungsstörung vor, die, von wenigen Ausnahmen (extreme Vagotonie, Herz des Sportlers) abgesehen, Krankheitswert besitzt. Die Entscheidung, ob eine verlängerte PQ-Dauer als krankhaft angesehen werden muß, ermöglicht ein Belastungsversuch. Tritt danach eine Verkürzung von PQ auf normale Werte ein, so liegt in der Regel keine pathologische AV-Leitungsstörung vor.
Die PQ-Dauer unterliegt natürlichen Schwankungen. Sie wird vom Lebensalter und von der Herzfrequenz beeinflußt. Jüngere Menschen haben eine kürzere, ältere Menschen eine längere PQ-Dauer. Bei langsamer Herzfrequenz ist PQ relativ lang, bei ansteigender Herzfrequenz wird es kürzer.

5) Die Kammeranfangsschwankung (QRS) hat beim Erwachsenen eine maximale Dauer von 0,11 s. Werte über 0,11 s sind Ausdruck einer Kammerleitungsstörung. Beim Kind ist QRS kürzer, so daß schon Werte unter 0,11 s Folge einer Kammerleitungsstörung sein können.

Zur Terminologie: Alles, was bei einer Kammeranfangsschwankung nach oben zeigt, heißt R; alles, was nach unten zeigt und vor R liegt, heißt Q; alles, was nach unten zeigt und nach R liegt, heißt S.

Bei normalem EKG zeigen Ableitungen mit hohen R-Zacken schmale Q-Zacken. Kleinen R-Zacken geht in der Regel keine Q-Zacke voraus. Q-Zacken von 0,04 s Dauer und mehr sind immer ein pathologischer Befund.

6) ST-Strecke. Um pathologische Verlagerungen der ST-Strecken erkennen zu können, muß man ST mit dem isoelektrischen Teil des

EKG vergleichen. Bei nicht zu rascher Herzfrequenz eignet sich dazu die Strecke zwischen Ende von U und Beginn von P. Man legt ein möglichst durchsichtiges Lineal an die „UP-Strecke" zweier Herzaktionen und prüft, ob die ST-Strecke oberhalb oder unterhalb dieser Linie, d. h. gehoben oder gesenkt, verläuft. Bei rascher Herzfrequenz können die U-Wellen mit den nachfolgenden P-Wellen verschmelzen, so daß eine UP-Strecke nicht existiert. Dann ist es ratsam, das Niveau von ST mit der PQ-Strecke zu vergleichen. Die verschiedenen möglichen Verlaufsformen von ST sind in Abb. 4 dargestellt. Leichtere ST-Hebungen (Verlagerung nach oben) finden sich im Extremitäten-EKG des Vagotonikers und auch in den Brustwandableitungen V_1 bis V_3, ohne Krankheitswert besitzen zu müssen. Stärkere ST-Hebungen ohne Abweichungen von QRS finden sich bei der frischen Perikarditis, mit Abweichungen von QRS (Q-Zacken, Knotung von R, R-Verlust) beim größeren Herzinfarkt. ST-Senkungen (Verlagerung nach unten) kommen bei den verschiedensten Krankheitszuständen vor.

7) T-Welle. Die verschiedenen möglichen Formen sind in Abb. 5 wiedergegeben. Die normale T-Welle verhält sich im Extremitäten-EKG gleichgerichtet zu QRS, beim Kind auch in den Brustwandab-

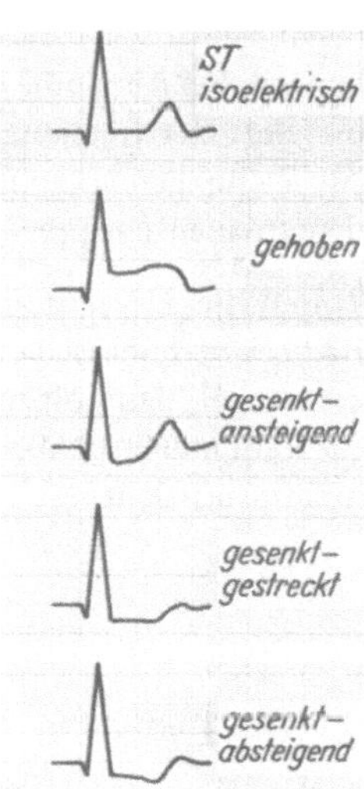

Abb. 4. Die verschiedenen Verlaufsformen der ST-Strecke

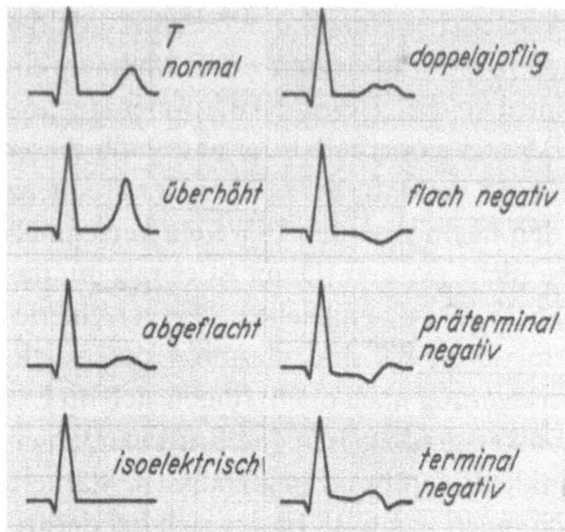

Abb. 5. Die verschiedenen Formen der T-Welle

leitungen. Beim Erwachsenen machen die Brustwandableitungen insofern eine Ausnahme, als sich in V_1 und V_2 T meist zu QRS gegensinnig verhält. Das normale T hat mindestens eine Amplitude von ⅛ der QRS-Gruppe. Der obere Grenzwert der T-Amplitude läßt sich nicht sicher angeben.

8) QT-Dauer. Verlängerungen und Verkürzungen der QT-Dauer haben diagnostischen Wert. Jedoch unterliegt QT natürlichen Schwankungen. Bei Abnahme der Herzfrequenz wird QT länger, bei Zunahme der Herzfrequenz kürzer. So muß man, um pathologische Abweichungen erkennen zu können, die gemessene QT-Dauer mit dem frequenzentsprechenden Normwert vergleichen (vgl. Abb. 6).

9) U-Welle. Sie ist oft in V_3 besser zu beurteilen als im Extremitäten-EKG. Überhöht ist U nach körperlicher Belastung und beim Kaliummangel (dann oft mit T verschmolzen), abgeflacht oder fehlend bei Kaliumüberschuß, invertiert (negativ) in seltenen Fällen von Koronarinsuffizienz.

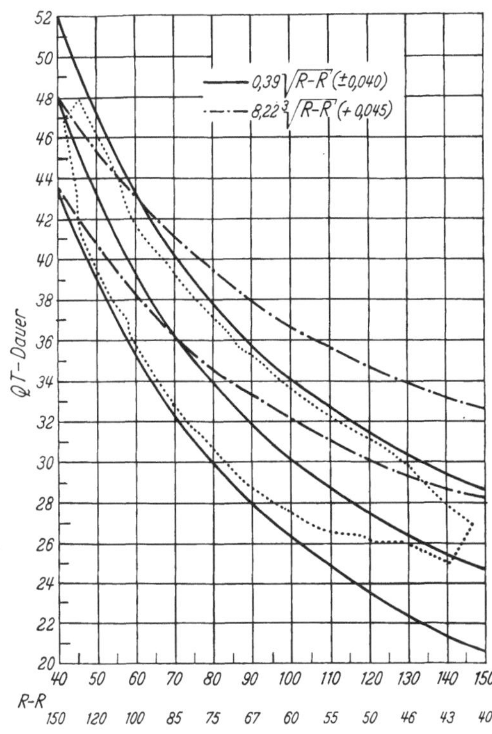

Abb. 6. Frequenzabhängigkeit der QT-Dauer und ihr Streubereich (aus [71])

2 Das EKG des Herzmuskelinfarkts

Jeder Herzmuskelinfarkt erzeugt grundsätzlich gleiche Veränderungen des EKG. Aber je nach der Lokalisation projizieren sich diese Veränderungen auf andere Ableitungen. So wird durch das EKG eine Lokalisationsdiagnostik möglich.

Bei den durch Infarkt erzeugten EKG-Abweichungen können wir unterscheiden:

a) Veränderungen von QRS. Bekanntlich setzt sich QRS zusammen aus den während der Erregung der Kammermuskulatur entstehenden momentanen Integralvektoren. Kommt es nun durch Nekrose

125

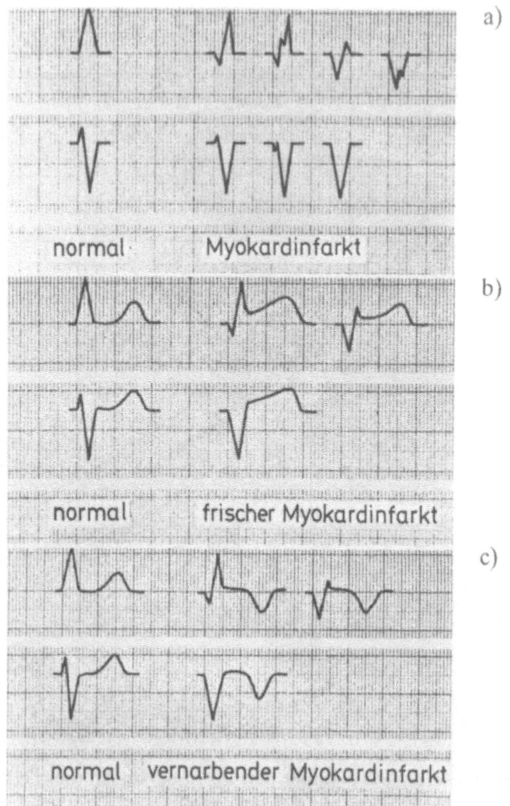

Abb. 7. a Die bei einem Herzinfarkt möglichen Verformungen der QRS-Gruppe. *Oben:* Entstehung einer Q-Zacke mit Knotung von R, Q-Zacke mit Amplitudenabnahme von R, Verschwinden der R-Zacke. *Unten:* Kleinerwerden der R-Zacke, Kleinerwerden der R-Zacke und vorausgehende Q-Zacke, Verschwinden der R-Zacke. – Die oben dargestellten Kurvenbilder erscheinen beim Vorderwandinfarkt in I und aVL, beim Hinterwandinfarkt in III und aVF. Die unten wiedergegebenen Kurvenbilder finden sich beim Vorderwandinfarkt in V_2–V_4. **b** Verlagerung der ST-Strecke bei einem frischen Herzinfarkt. Die oben dargestellten Kurvenbilder finden sich beim Vorderwandinfarkt in I und aVL, beim Hinterwandinfarkt in II, III und aVF. Das untere Kurvenbild sieht man beim Vorderwandinfarkt in V_1–V_4. **c** Die Formänderungen der T-Welle im Folgestadium des Herzinfarkts. Die oben dargestellten Kurvenbilder finden sich beim vernarbenden Vorderwandinfarkt in I und aVL, beim vernarbenden Hinterwandinfarkt in II, III und aVF. Das untere Kurvenbild erscheint beim vernarbenden Vorderwandinfarkt in V_2–V_4

126

einer größeren Gruppe von Muskelfasern zu einem Wegfall vieler Partialvektoren bestimmter Richtung, so muß sich auch der Integralvektor ändern. Die plötzliche Formänderung von QRS ist das sicherste Infarktzeichen. Sie bleibt auch nach Infarktvernarbung bestehen. Daran ist der alte Infarkt zu erkennen. In Abb. 7a sind die beim Infarkt möglichen Formänderungen von QRS wiedergegeben.

b) Veränderungen des Kammerendteils. Dabei muß man trennen in Abweichungen des frischen Stadiums und des Folgestadiums. Im frischen Stadium (bis zu einer Woche nach Infarkteintritt) erscheinen ST-Verlagerungen (durch Fließen eines Verletzungsstroms), die sich in den einzelnen Ableitungen je nach Lokalisation des Infarkts als ST-Hebungen oder ST-Senkungen zeigen (Abb. 7b).
Im Folgestadium verschwinden die ST-Verlagerungen (durch Erlöschen des Verletzungsstroms), dafür erscheinen in den Ableitungen, in denen vorher ST-Hebungen bestanden, spitz negative T-Wellen. Dabei liegt die Negativität von T meist endständig (Abb. 7c). In den Ableitungen, in denen die ST-Strecken gesenkt waren, sieht man hoch positive T-Wellen.
Bei normalem Ablauf eines Herzinfarkts bilden sich die Abweichungen von ST und T vollständig zurück. Nur bei ständigem Fortschreiten der Koronarerkrankung und bei Entwicklung eines Herzwandaneurysmas bleiben pathologische Abweichungen des Kammerendteils bestehen.

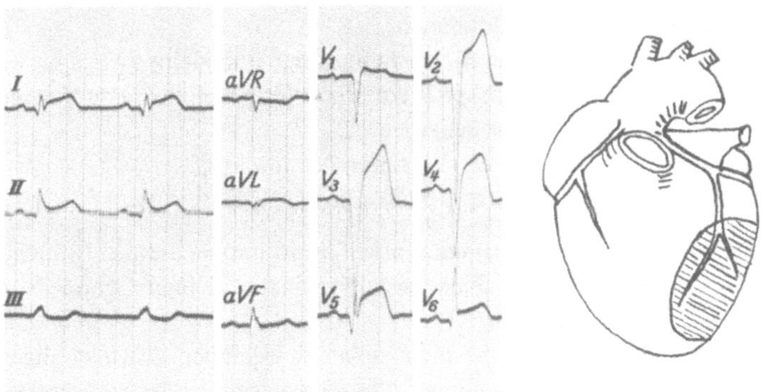

Abb. 8. Frischer Vorderwandinfarkt. Q-Zacken in I und aVL, R-Verlust in V_2–V_4. ST-Hebungen in I, II, aVL und V_2–V_6, ST-Senkung in III und aVF

Der frische Vorderwandinfarkt (Versorgungsgebiet des R. interventricularis anterior der linken Koronararterie) zeigt folgende Kurvenmerkmale (Abb. 8):

1) Q-Zacken in den Ableitungen I und aVL. Verkleinerung oder Fehlen der R-Zacke oder den R-Zacken vorausgehende Q-Zacken in V_2–V_4. Diese Abweichungen der Kammeranfangsschwankung können zu einem Typenwandel nach rechts führen.

2) ST-Hebungen in den Ableitungen I, aVL, V_2–V_4, selten auch in II. ST-Senkungen in III und aVF.

Bei Beteiligung des Kammerseptums kann ein Rechtsschenkelblock hinzutreten.

Im Folgestadium des Vorderwandinfarkts bilden sich die Verlagerungen der Zwischenstrecken zurück. Es entwickeln sich negative T-Wellen in den Ableitungen, in denen vorher die ST-Strecken nach oben verlagert waren. Bei komplikationsloser Ausheilung des Infarkts bilden sich die pathologischen Abweichungen des Kammerendteils in einem Zeitraum von 6 Wochen bis 6 Monaten zurück. Die unter 1) genannten Abweichungen der Kammeranfangsschwankung bleiben bestehen und ermöglichen die Erkennung des abgelaufenen Infarkts. Bei Schrumpfung kleinerer Infarktnarben können in V_2–V_4 gelegentlich kleine R-Zacken wiederkehren.

Der Anteroseptalinfarkt, früher auch Supraapikalinfarkt genannt, liegt im Versorgungsgebiet eines Seitenastes des R. interventricularis anterior. Er ist kleiner als der Vorderwandinfarkt und im frischen Stadium oft schwer zu erkennen.

1) In I und aVL in der Regel keine oder nur kleine Q-Zacke. In V_2–V_4 werden die R-Zacken kleiner oder es gehen kleine Q-Zacken voraus. Ein R-Verlust ist selten.

2) ST-Hebungen nur in V_2–V_4, selten in I und aVL.

Im Folgestadium negative T-Wellen in I, aVL und V_2–V_4.

Der rudimentäre Vorderwandinfarkt („intramuraler Infarkt", „nicht-transmuraler Infarkt"). Nekrose einer relativ kleinen Gruppe von Muskelfasern [41].

Er ist im frischen Stadium nicht sicher zu erkennen. Abweichungen von QRS treten dabei nicht auf. Die Verlagerungen der ST-Strecken sind so gering, daß sie von noch physiologischen ST-Verlagerungen nicht sicher abgegrenzt werden können. Erst das Folgestadium führt

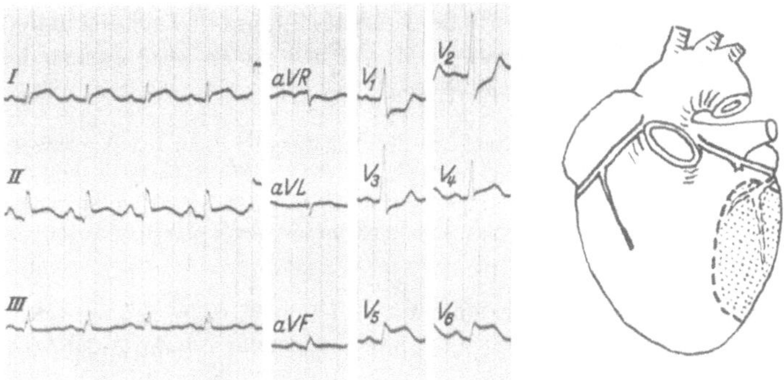

Abb. 9. Frischer anterolateraler Seitenwandinfarkt. In V$_5$ und V$_6$ kleine Q-Zacken und ST-Hebungen. In V$_1$-V$_3$ gegensinnige Verlagerung der ST-Strek-ken (gesenkt!). Im Extremitäten-EKG ein dem frischen Vorderwandinfarkt ähnliches Kurvenbild

zu kennzeichnenden Veränderungen des EKG. Das Extremitäten-EKG bleibt in der Regel unauffällig. Gelegentlich ist T in Ablei-tung I abgeflacht oder flach negativ. In V$_2$-V$_4$ erscheinen endständi-ge negative T-Wellen. Diese Kurvenveränderungen sind flüchtig und verschwinden in wenigen Wochen vollständig.

Der Seitenwandinfarkt. Das Kurvenbild des Seitenwandinfarkts (meist Versorgungsgebiet des R. circumflexus der linken Koronar-arterie) verhält sich unterschiedlich, je nachdem ob er mehr anterola-teral oder posterolateral gelegen ist. In beiden Fällen sind typische Infarktveränderungen in V$_5$ und V$_6$ mit Q-Zacken, im frischen Stadi-um mit ST-Hebungen, im Folgestadium mit negativen T-Wellen zu sehen (Abb. 9). Das Extremitäten-EKG und die AV-Ableitungen zei-gen bei anterolateralem Sitz Veränderungen ähnlich dem Vorder-wandinfarkt, bei posterolateralem Sitz ähnlich dem Hinterwandin-farkt. Das für Vorder- und Hinterwandinfarkt charakteristische gegensinnige Verhalten der Verlagerung von ST in I und ST in III ist bei Seitenwandinfarkten nicht so ausgeprägt, so daß das Extremitä-ten-EKG allein gelegentlich an eine Perikarditis erinnern kann.

Der Hinterwandinfarkt (Versorgungsgebiet des R. interventricularis posterior der rechten Koronararterie). Im frischen Stadium zeigt er folgende Merkmale (Abb. 10):

1) Q-Zacken oder QS-Form der Kammeranfangsschwankung in den Ableitungen II, III und aVF. In III und aVF sollen die Q-Zacken die Forderungen von Pardee erfüllen.

Nach Pardee hat eine Q-Zacke in der Ableitung III dann Krankheitswert, wenn 1) die Amplitude von Q mehr als 25% der größten R-Zacke in einer der Extremitätenableitungen beträgt, 2) wenn es sich um den ersten Ausschlag der Kammeranfangsschwankung handelt und 3) wenn kein Rechtstyp vorliegt.

Höherwerden der R-Zacken in V_1–V_3. Die Abweichungen der QRS-Gruppe im Extremitäten-EKG können zu einem Typenwandel nach links führen.

2) ST-Hebungen in den Ableitungen II, III und aVF, ST-Senkungen in den Ableitungen I, aVL und V_2–V_4.
Im Folgestadium bilden sich die Verlagerungen der Zwischenstrekken zurück. In den Ableitungen, in denen ST nach oben verlagert

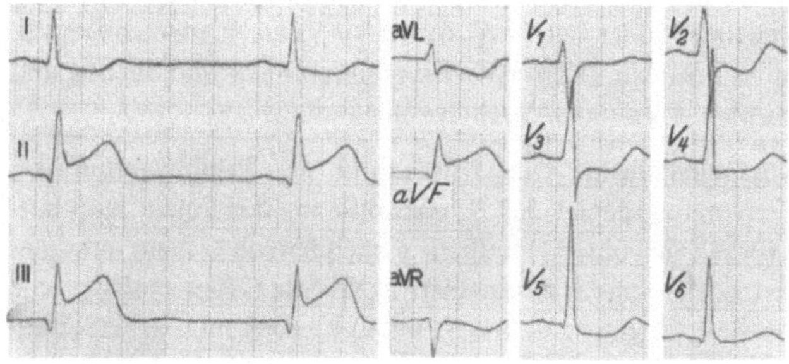

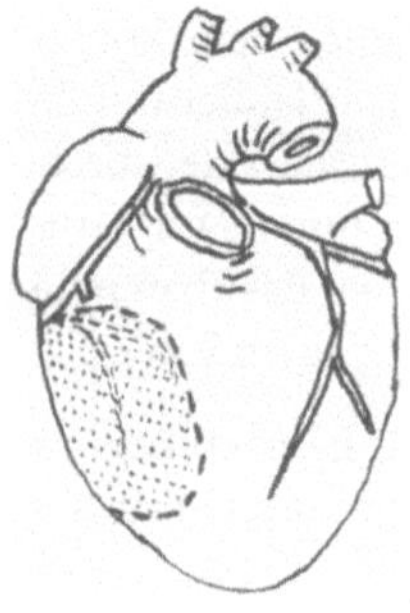

Abb. 10. Frischer Hinterwandinfarkt. Q-Zacken in II, III und aVF. Höherwerden der R-Zacken in V_2 und V_3. ST-Hebungen in II, III und aVF. ST-Senkungen in V_2, V_3 und aVL

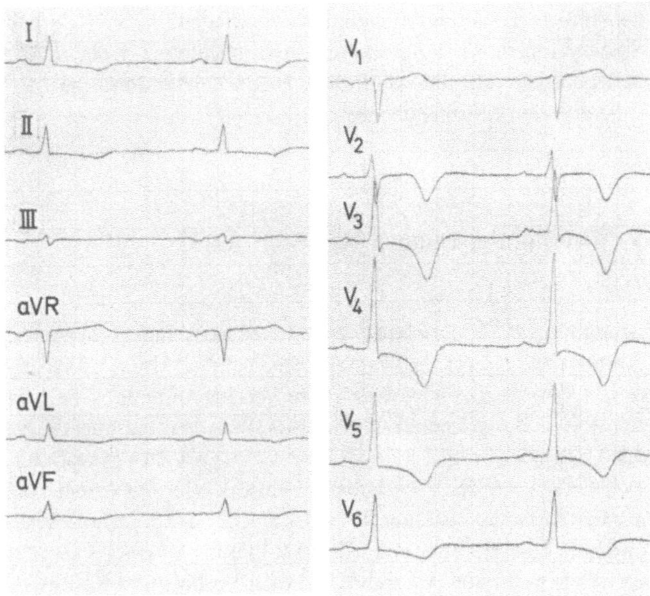

Abb. 11. Innenschichtischämie („Innenschichtinfarkt") im Folgestadium. Zu QRS gegensinnige Verlagerungen der ST-Strecke und negative T-Wellen

war, entwickeln sich negative T-Wellen. Bei komplikationslosem Verlauf bilden sich die Abweichungen des Kammerendteils innerhalb von 6 Wochen bis 6 Monaten zurück. Die Formänderungen von QRS bleiben bestehen und ermöglichen die Erkennung des abgelaufenen Infarkts.

Bei Mitbeteiligung des R. atrioventricularis der rechten Koronararterie wird der Hinterwandinfarkt zuweilen von einer atrioventrikulären Leitungsstorung bis zum totalen AV-Block begleitet. Bei Beteiligung des Kammerseptums kann ein Linksschenkelblock hinzutreten.

Der „Innenschichtinfarkt" oder besser die Innenschichtischämie (disseminierte Nekrosen der Innenschicht des linken Ventrikels ohne feste Bindung an das Versorgungsgebiet eines größeren Koronargefäßes). Er zeigt im frischen Stadium im Extremitäten-EKG, den aV-Ableitungen und den linkspräkordialen Ableitungen zu QRS gegensinnige ST-Verlagerungen, also vorwiegend in V_2–V_6 erhebliche ST-Senkungen, im Folgestadium spitz negative T-Wellen (Abb. 11). Gelegentlich kann das Bild eines Innenschichtinfarkts in das eines transmuralen Infarkts übergehen.

3 Rhythmusstörungen bei Herzinfarkt

Besonders der Hinterwandinfarkt, selten auch anders lokalisierte Infarkte gehen mit *AV-Leitungsstörungen* einher. Die AV-Leitungsstörung 1. Grades ist allein durch eine Verlängerung der Überleitungszeit über 0,20 s gekennzeichnet, noch ohne Leitungsausfall. Bei der AV-Leitungsstörung 2. Grades kommt es zu Leitungsausfällen entweder nach Art der Wenckebach-Periodik oder mit einem konstanten Überleitungsverhältnis 2:1 oder 3:1 (2 oder 3 Vorhoferregungen und eine Kammererregung). Die AV-Leitungsstörung 3. Grades entspricht dem totalen AV-Block, bei dem Vorhof- und Kammeraktionen keine regelmäßige zeitliche Beziehung zeigen. Durch Aussetzen der Kammerautomatie kann der totale AV-Block in einen Herzstillstand übergehen.

Vor allem innerhalb der ersten Woche nach Infarkteintritt besteht eine gesteigerte Irritabilität des Herzmuskels, die sich in einer vermehrten und fehlortigen Erregungsbildung äußert. So findet man häufig eine *Kammerextrasystolie* (Abb. 12). Mehrere aufeinander folgende Kammerextrasystolen deuten auf die drohende *Kammertachykardie* bzw. auch auf ein drohendes *Kammerflimmern* hin. In die vulnerable Phase des Herzzyklus einfallende Kammerextrasystolen (R-auf-T-Phänomen) können ein Kammerflimmern auslösen.

Die vermehrte Irritabilität im Bereich der Vorhöfe (Vorhofextrasystolie, Vorhofflimmern) ist seltener zu beobachten.

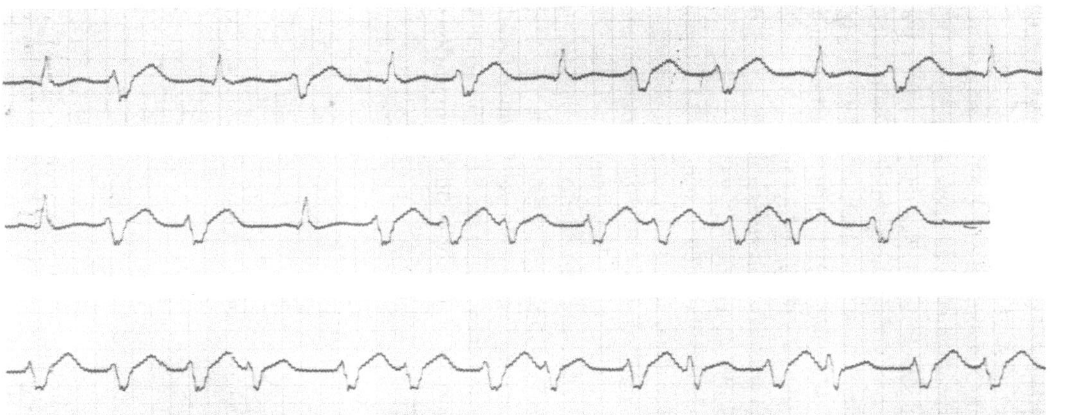

Abb. 12. Das Monitor-EKG eines Patienten mit frischem Herzinfarkt. Es zeigt zunehmende fehlortige Erregungsbildung des Herzens. Erst einzelne, dann Ketten von Kammerextrasystolen, schließlich übergehend in das Bild einer unregelmäßigen Kammertachykardie

4 EKG der Perikarditis

Das EKG der Perikarditis zeigt ähnlich wie das des Herzinfarkts einen typischen Ablauf, den man in ein frisches, ein Zwischenstadium und ein Folgestadium aufteilen kann.

Das frische Stadium ist durch ST-Hebungen in allen Extremitäten- und Brustwandableitungen gekennzeichnet (Abb. 13). Im Gegensatz zum Bild des frischen Herzinfarkts fehlen pathologische Abweichungen der QRS-Gruppe. Auch verhalten sich die Verlagerungen der ST-Strecken in den Ableitungen I und III nicht gegensinnig zueinander. Manchmal erscheinen ST-Hebungen nur in 2 Ableitungen des Extremitäten-EKG, dann verläuft ST in Ableitung III isoelektrisch. Ein größeres Perikardexsudat kann zusätzlich zur Spannungsabnahme aller Ableitungen führen.

Im Zwischenstadium bilden sich die ST-Hebungen zurück. Die T-Wellen sind abgeflacht, zuweilen auch doppelgipflig. In diesem Stadium ist die Perikarditis elektrokardiographisch schwer zu diagnostizieren, da die Abflachung und auch die Doppelgipfligkeit der T-Wellen ein unter verschiedensten Bedingungen vorkommendes elektrokardiographisches Symptom ist.

Im Folgestadium entwickeln sich negative T-Wellen, v. a. in den Ableitungen, in denen vorher die ST-Hebungen ausgeprägt waren. Bei Ausheilung der Perikarditis bilden sich die Abweichungen vollständig zurück.

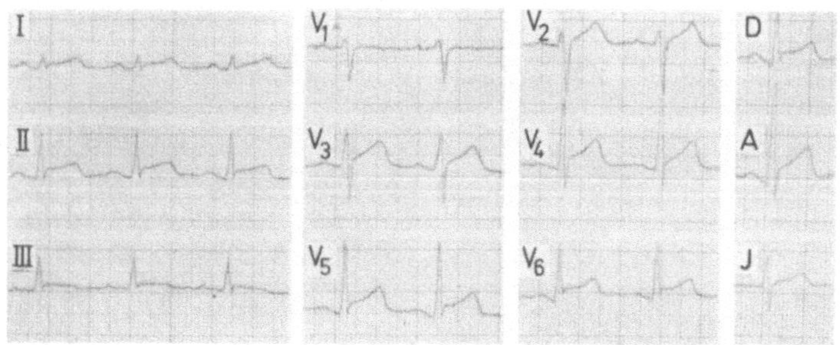

Abb. 13. Frische Perikarditis. ST-Hebungen in allen Ableitungen des Extremitäten-EKG und in V_2–V_6

5 EKG des akuten Cor pulmonale [31]

Als akutes Cor pulmonale bezeichnet man ein Krankheitsbild, das durch die Reaktion des Herzens auf eine rasch einsetzende Drucksteigerung im arteriellen Teil des Lungenkreislaufs hervorgerufen wird. Ein derartiger Zustand entsteht beim plötzlichen Verschluß eines großen Teils der Lungenstrombahn. Die häufigste Ursache des akuten Cor pulmonale ist die massive Lungenembolie, während andere Ursachen wie Luftembolie, Fettembolie, akute Lungenkompression oder Perforation eines Aneurysmas der Aorta in die arterielle pulmonale Strombahn weit seltener in Erscheinung treten.

Es finden sich folgende Kurveneigentümlichkeiten, die man in ein *frisches Stadium* (erste Stunden und Tage) und ein Folgestadium aufteilen kann. Im frischen Stadium sieht man (Abb. 14):

1) Tachykardie;

2) S_I-Q_{III}-Typ;

3) ST_I und ST_{II} verlaufen gesenkt, ST_{III} gehoben;

4) T_I und T_{II} sind positiv, T_{III} ist spitz negativ;

5) in den Brustwandableitungen sieht man S-Zacken bis V_5 oder V_6;

6) in V_{4r}-V_3 und auch in aVR sind die ST-Strecken leicht angehoben.

7) Es kann eine rechtsventrikuläre Leitungsstörung hinzutreten, in schweren Fällen ein Rechtsschenkelblock; in leichteren Fällen ein

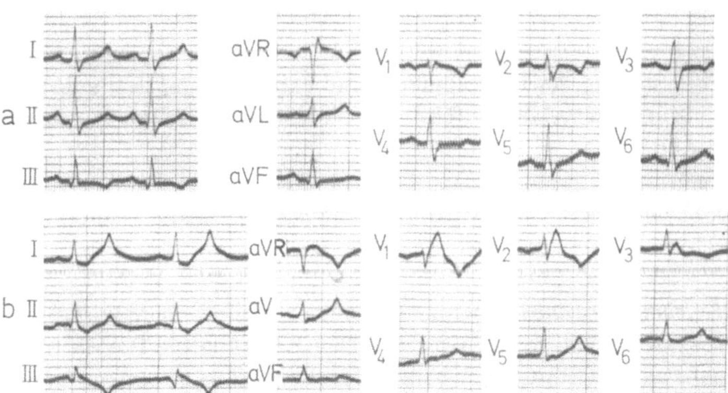

Abb. 14 a, b. EKG bei akutem Cor pulmonale. **a** Wenige Stunden nach der ersten Lungenembolie. Sinustachykardie, S_I-Q_{III}-Typ, negatives T_{III}, in V_1-V_3 negative T-Wellen. **b** Nach erneuter Lungenembolie eine halbe Stunde vor dem Tod. Es ist ein Rechtsschenkelblock hinzugetreten

unvollständiger Rechtsschenkelblock. Das plötzliche Auftreten einer rechtsventrikulären Leitungsstörung sollte immer Verdacht auf ein akutes Cor pulmonale erwecken.

Die genannten Veränderungen bilden sich in der Regel rasch zurück. Im *Folgestadium* sieht man in $V_{4r}-V_2$ oder V_3 negative T-Wellen. Eine, spätestens 2 Wochen danach sind meist alle Veränderungen verschwunden, vorausgesetzt daß nicht weitere embolische Schübe ablaufen.

Bei leichteren Fällen von akutem Cor pulmonale sind nicht alle unter 1)–7) aufgezählten Kurveneigentümlichkeiten nachweisbar. Gelegentlich deuten nur negative T-Wellen in $V_{4r}-V_2$ auf das abgelaufene akute Cor pulmonale hin. Das Verhalten der Ableitung III mit Q-Zacken, ST-Hebungen und negativen T-Zacken kann dem eines nicht mehr ganz frischen Hinterwandinfarkts ähneln; differentialdiagnostische Abgrenzung wird durch die Ableitung II möglich, die sich beim akuten Cor pulmonale wie Ableitung I, beim Hinterwandinfarkt wie Ableitung III verhält.

6 EKG bei Störungen des Kalium- und Kalziumgleichgewichts

Eine Störung des intrazellulären und extrazellulären Kalium- und Kalziumgleichgewichts führt zu typischen EKG-Veränderungen (s. Abb. 15).

Kalziummangel (Hypoparathyreoidismus, Sprue, chronische Nephritis): QT verlängert.

Kalziumüberschuß (Hyperparathyreoidismus und andere Formen eines raschen Knochenabbaus): QT-Dauer verkürzt, die T-Welle rückt nahe an die QRS-Gruppe heran oder es entsteht eine doppelgipflige T-Welle, deren erster Gipfel unmittelbar nach QRS beginnt, so daß keine ST-Strecke vorhanden ist.

Kaliummangel (Ursachen siehe Seite 75): In leichten Fällen schließt sich an T eine überhöhte U-Welle an. Wenn die beiden Wellen nicht

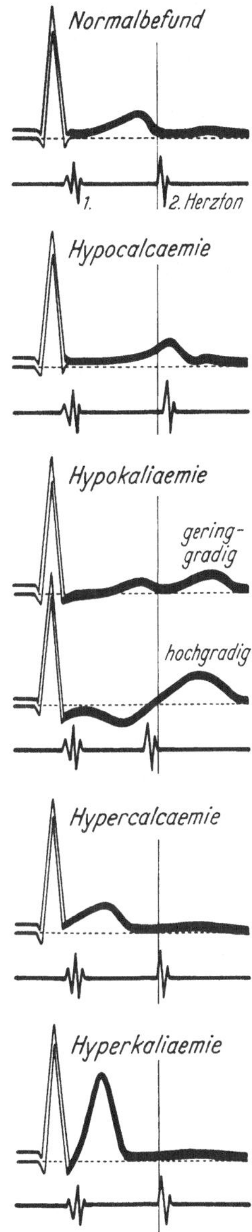

Abb. 15. Schematische Darstellung der Abweichungen des EKG bei Störungen im Mineralhaushalt ([60])

durch eine kleine Inzisur getrennt sind, entsteht eine TU-Verschmel-
zungswelle, die eine Verlängerung der QT-Dauer vortäuschen kann.
Bei höhergradigem Kaliummmangel werden die T-Wellen − +bipha-
sisch. Dem positiven Anteil der T-Welle schließt sich die überhöhte
U-Welle an.

Kaliumüberschuß (Ursachen s. S. 76):
1) Überhöhung der T-Wellen, vor allem in den Brustwandableitungen („Kirchturm-T");
2) die U-Wellen verschwinden;
3) eine Verkürzung der relativen QT-Dauer ist möglich, aber meist
nicht sehr ausgeprägt;
4) Störung der intraventrikulären Erregungsausbreitung mit Entwicklung von Schenkelblockformen;
5) atrioventrikuläre Leitungsstörungen verschiedenen Grades;
6) weitere Rhythmusstörungen: oft wechseln Tachykardien mit Bradykardien und auch Asystolien ab.
Die unter 4)–6) aufgeführten Störungen finden sich nur bei hochgra-
digem Kaliumüberschuß.

7 Die wichtigsten Formen der Kammerleitungsstörung
(Abb. 16)

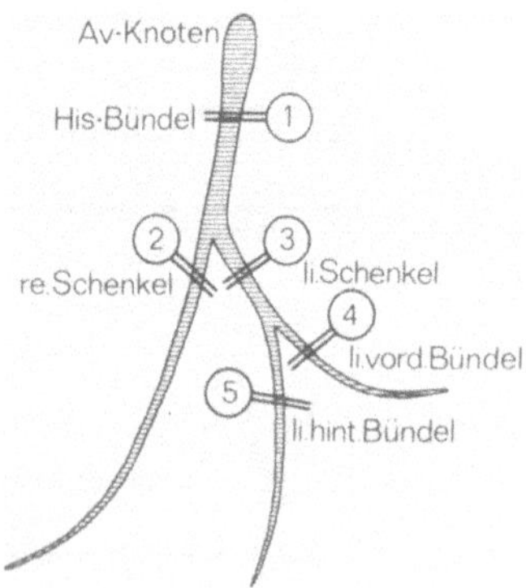

Abb. 16. Die wichtigsten Formen
der Kammerleitungsstörung

1	*Totaler AV-Block:*
2 + 3	Besteht eine ungestörte Vorhoftätigkeit (der AV-
2 + 4 + 5	Block kann ebenso mit Vorhofflimmern oder Vor-

hofflattern einhergehen), so zeigen die P-Wellen und die Kammer-EKG keine regelmäßige zeitliche Beziehung zueinander. In der Regel ist die Vorhoffrequenz rascher als die Kammerfrequenz. Befindet sich das Kammerautomatiezentrum im AV-Knoten oder im Anfangsteil des His-Bündels und besteht nicht gleichzeitig eine intraventrikuläre Leitungsstörung, so ist das Kammer-EKG nicht verformt. Wenn dagegen das Automatiezentrum tiefer liegt, ist das Kammer-EKG verbreitert und verformt.

2 *Rechtsschenkelblock* (Abb. 17):

Verbreiterung von QRS über 0,11 s mit breiter S-Zacke in den Ableitungen I, V_5 und V_6 sowie einer hohen 2. R-Zacke in V_1. Das Aussehen der Ableitungen II und III ist unterschiedlich, abhängig vom Typ. Die relative QT-Dauer ist um den Betrag der QRS-Verbreiterung verlängert.

Die gleichen Formänderungen von QRS mit S-Zacke in I, aVL, V_5 und V_6 und einer 2. R-Zacke in V_1, aber ohne Verbreiterung von QRS, finden sich bei einer geringgradigen rechtsventrikulären Leitungsstörung, die man auch als „unvollständigen oder inkompletten Rechtsschenkelblock" bezeichnen kann.

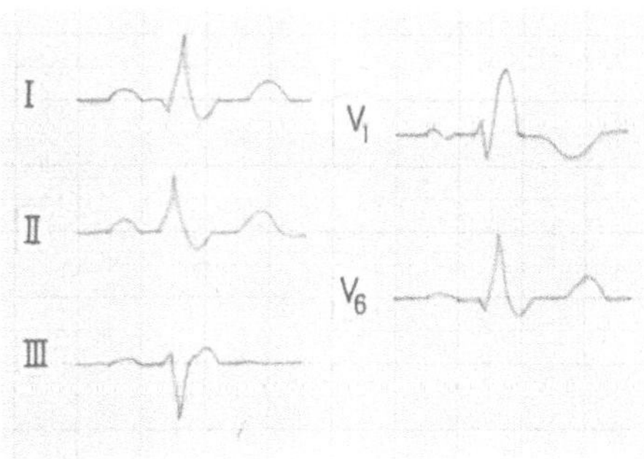

Abb. 17. Rechts-
schenkelblock

3   *Linksschenkelblock* (Abb. 18):

Verbreiterung von QRS über 0,11 s mit breiter R-Zacke (Form des „abgebrochenen Zuckerhutes") in den Ableitungen I, aVL, V_5 und V_6. ST und T sind häufig gegensinnig zu QRS verlagert. Die relative QT-Dauer ist um den Betrag der QRS-Verbreiterung verlängert.

Die gleichen Formänderungen von QRS in I, aVL, V_5 und V_6, aber ohne Verbreiterung von QRS, finden sich bei einer geringgradigen linksventrikulären Leitungsstörung, die man auch als „unvollständigen Linksschenkelblock" bezeichnen kann.

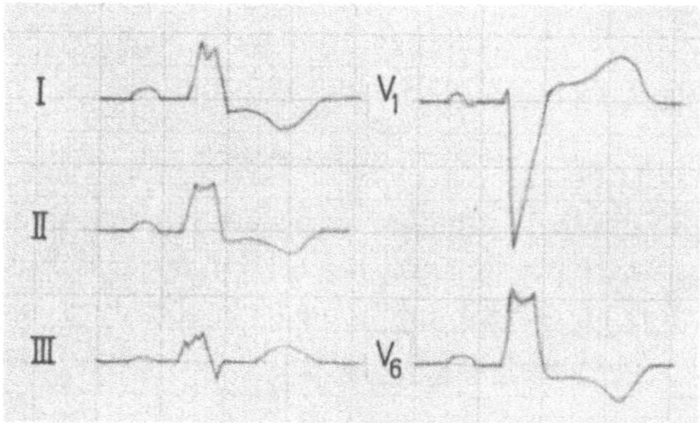

Abb. 18. Linksschenkelblock

4   Der *linksanteriore unifaszikuläre Block* (Abb. 19) ist durch das Auftreten eines überdrehten Linkstyps gekennzeichnet. Eine Verbreiterung von QRS fehlt.

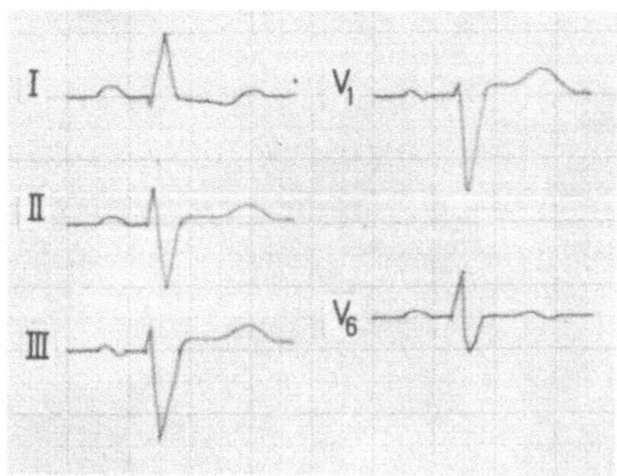

Abb. 19. Linksanteriorer unifaszikulärer Block

5 Der *linksposteriore unifaszikuläre Block* (Abb.20) geht mit einem überdrehten Rechtstyp einher. Wie beim linksanterioren unifaszikulären Block fehlt meist eine Verbreiterung von QRS.

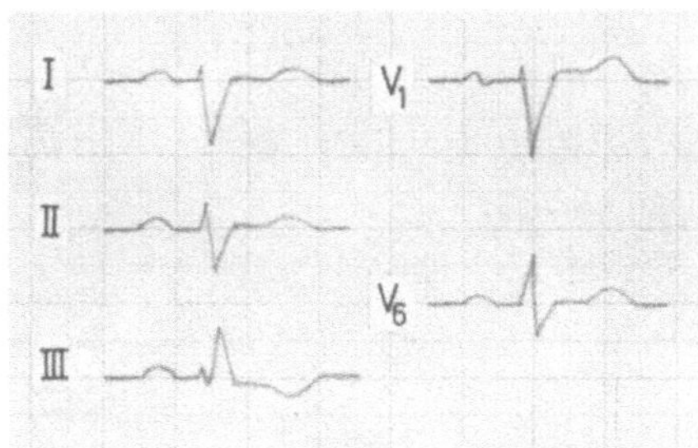

Abb. 20. Linksposteriorer unifaszikulärer Block

2 + 4 Der *Rechtsschenkelblock mit linksanteriorem Block* (Abb.21) entspricht dem Bild eines Rechtsschenkelblocks mit überdrehtem Linkstyp.

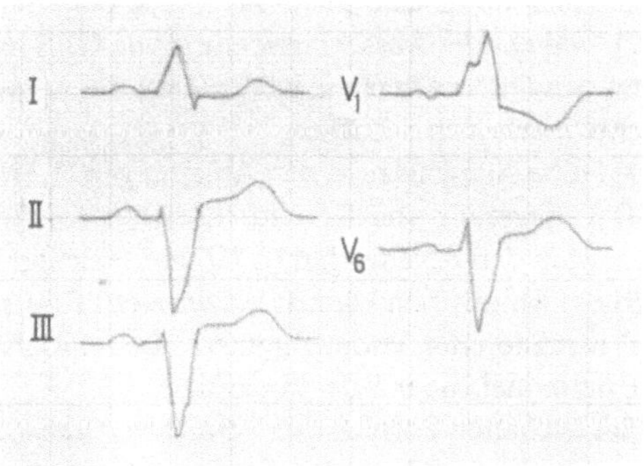

Abb. 21. Rechtsschenkelblock mit linksanteriorem Block

2 + 5 Der *Rechtsschenkelblock mit linksposteriorem Block* (Abb.22) entspricht dem Bild eines Rechtsschenkelblocks mit überdrehtem Rechtstyp.

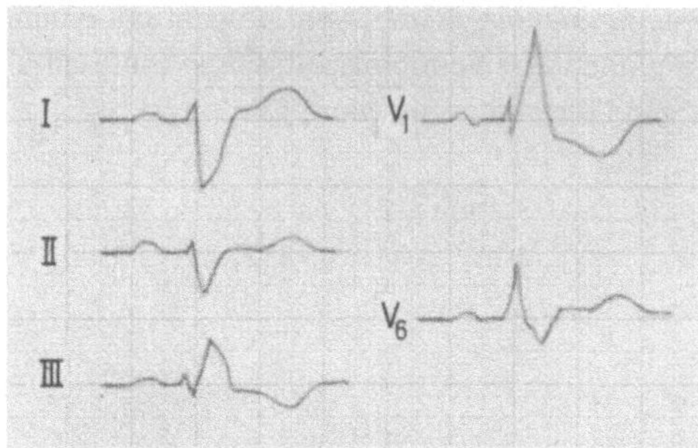

Abb. 22. Rechtsschenkelblock mit linksposteriorem Block

8 Die einseitig vermehrte Belastung des Herzens

Die *vermehrte Rechtsbelastung des Herzens* im Erwachsenenalter führt zu folgenden EKG-Veränderungen (Abb. 23):

1) Rechtstyp oder Steiltyp, zumindest ist der Typ mehr nach rechts gerichtet als es dem Lebensalter und der Konstitution entspricht.
2) Umkehr der Ausschlagrichtung von QRS in V_1 und V_6. In V_1 richtet sich QRS nach oben, in V_6 nimmt die Amplitude von R ab und es entwickeln sich S-Zacken.
3) Hohe Ausschläge in den Ableitungen II, III, V_{4r} bis V_2.
4) Verlagerung von ST und Inversion von T gegensinnig zu QRS, meist in den Ableitungen II, III und rechtspräkordial.
5) Bei Mitralvitien können hinzutreten: P mitrale, P sinistrocardiale, P cardiale oder Vorhofflimmern. Bei chronischem Cor pulmonale P pulmonale oder P dextrocardiale.
Bei leichteren Formen von vermehrter Rechtsbelastung sind nur einige der aufgeführten Merkmale vorhanden.

Die *vermehrte Linksbelastung des Herzens* im Erwachsenenalter (Abb. 24) zeigt:

1) Einen meist nach links gerichteten Typ. Bei jungen Menschen oder bei gleichzeitig bestehender vermehrter Rechtsbelastung kann auch einmal ein Mitteltyp oder Steiltyp vorliegen.

142

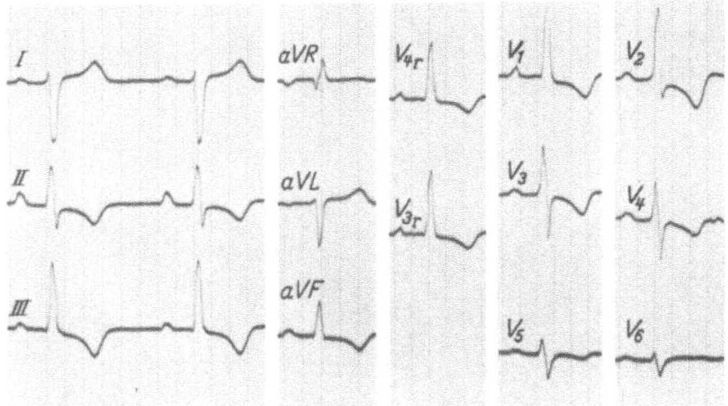

Abb. 23. EKG bei vermehrter Rechtsbelastung des Herzens (angeborene Pulmonalstenose)

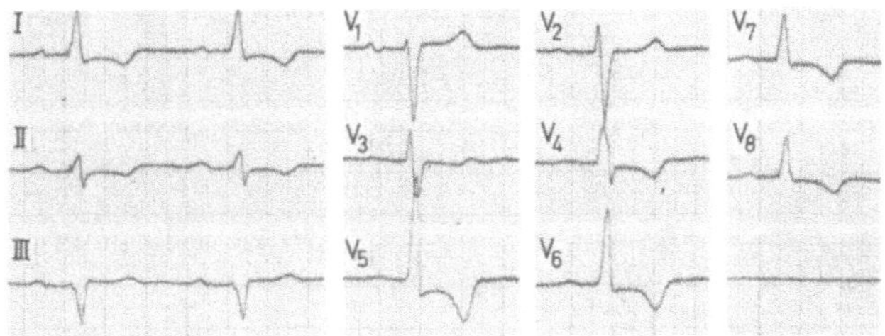

Abb. 24. EKG bei vermehrter Linksbelastung des Herzens (Hochdruck)

2) Hohe Ausschläge in den Ableitungen I, III und linkspräkordial.
3) Verlagerung von ST und Inversion von T gegensinnig zu QRS in allen Ableitungen.

9 Die pathologischen Formänderungen der P-Welle
(Abb. 25)

1) Eine *Verbreiterung von P über 0,11 s* ist Ausdruck einer Vorhofleitungsstörung. Sie kommt besonders bei älteren Menschen vor. Eine Verbreiterung mit Doppelgipfligkeit findet sich häufig bei einer

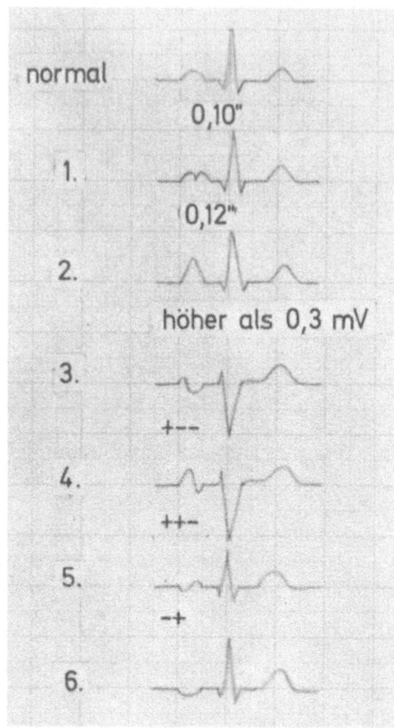

Abb. 25. Die pathologischen Formänderungen der P-Welle

Vergrößerung des linken Vorhofs wie bei Mitralvitien (P mitrale). Die Doppelgipfligkeit ohne Verbreiterung dagegen hat keinen sicheren Krankheitswert.

2) Das *überhöhte* (mehr als 0,3 mV), manchmal spitzbogige P ist häufig Ausdruck einer vermehrten Belastung des rechten Vorhofs, v. a. bei chronischem Cor pulmonale (P pulmonale). Es kommt jedoch auch bei anderen Zuständen vor (fehlortige Erregungsbildung im Vorhof, Tachykardie, Hyperthyreose, Steh-EKG usw.).

3) Das + − − *biphasische P* in der Ableitung V_1 entspricht einem P sinistrocardiale, wie es v. a. bei vermehrter Belastung des linken Vorhofs, besonders bei Mitralvitien, vorkommt. Es kann zusammen mit, aber auch ohne ein P mitrale auftreten. Geht diese Formänderung von P mit einer Verbreiterung über 0,11 s einher, so spricht man von einem P cardiale, das bei vermehrter Belastung des rechten und linken Vorhofs vorkommt.

144

4) Das + + − *biphasische P* mit hohem, nach oben gerichtetem ersten
Anteil entspricht einem P dextrocardiale und erscheint in den Ableitungen V_1 und V_2 bei Überlastung des rechten Vorhofs.

5) Das − + *biphasische P* ist selten. Es findet sich bei fehlortiger Erregungsbildung im Vorhof und bei einer sinurechtsaurikulären Leitungsstörung (Störung der Erregungsleitung zwischen Sinusknoten
und rechtem Vorhof).

6) Das nach unten gerichtete *„negative"* P kommt in Ableitung III
beim Linkstyp ohne Krankheitswert vor. In den Ableitungen II und
III erscheint es bei fehlortiger Erregungsbildung im unteren Vorhof-
bereich oder AV-Knoten. Ebenso bei einer sinuatrialen Leitungsstörung (Störung der Erregungsleitung zwischen Sinusknoten und
rechtem und linkem Vorhof bei Erhaltenbleiben der Erregungsleitung zum AV-Knoten). Ferner in der Ableitung I beim Situs inver-
sus.

10 Präexzitationssyndrome

Bei einem Präexzitationssyndrom kommt es infolge einer abnormen
Muskelbrücke zwischen Vorhof und Kammer (Kent-Bündel), Vorhof und His-Bündel (James-Bündel) oder His-Bündel und Kammermuskulatur (Mahaim-Bündel) zu einer vorzeitigen Erregung eines
Teiles der Kammermuskulatur. Der größte Teil der Kammermuskulatur wird auf dem normalen Wege erregt. Es kommt zu typischen
Verformungen des EKG:

Kent-Bündel (WPW-Syndrom):
PQ stark verkürzt oder fehlend, Delta-Welle vorhanden.

James-Bündel (Lown-Ganong-Levine-Syndrom): PQ stark verkürzt,
keine Delta-Welle.

Mahaim-Bündel: PQ normal, Delta-Welle vorhanden.

Die Antesystole oder Delta-Welle ist in der Regel QRS gleichgerichtet und besteht aus einem langsam ansteigenden oder absteigenden
Teil von QRS, der meist mit deutlicher Inzisur mit der normalen
Kammeranfangsschwankung verschmilzt. Sie findet sich in mindestens 2 Ableitungen des Extremitäten-EKG und in den Brustwand-

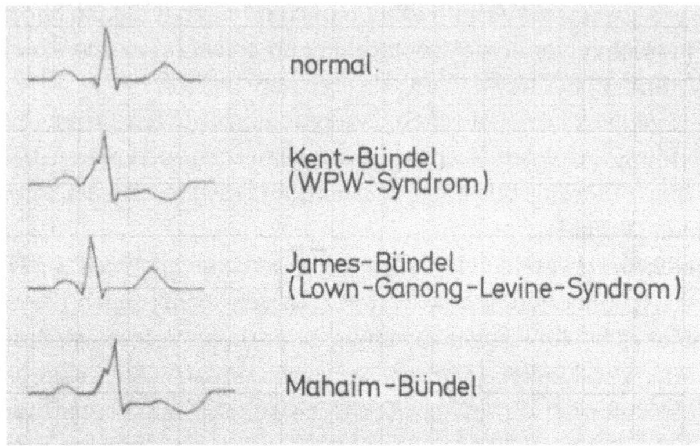

Abb. 26. Verformungen des EKG bei Präexzitationssyndrom

ableitungen. Eine stark ausgeprägte Delta-Welle führt zu einer Verbreiterung von QRS, so daß manchmal ein schenkelblockartiges
Bild entsteht. Pathologische Abweichungen von ST und T können
hinzutreten. In V_2 und V_3 sind häufig hohe R- und nur kleine S-Zak-
ken zu sehen.
Klinisch ist ein Präexzitationssyndrom insofern bedeutsam, als dessen Träger zu paroxysmalen Tachykardien neigen. Außerdem können die EKG-Veränderungen mit pathologischen Befunden ver-
wechselt werden, andererseits aber auch pathologische Befunde
überdecken (z. B. einen Herzmuskelinfarkt).

VI. Beurteilung der Operabilität eines Patienten

Bei der Beurteilung der Operabilität hat man das Risiko des operativen Eingriffs dem Risiko des Zuwartens gegenüberzustellen. Dieses Risiko ist abhängig von der chirurgischen Diagnose einerseits und dem internistischen Befund andererseits.

Es gibt:

1) Chirurgische Krankheitsbilder mit *vitaler Operationsindikation,* d.h. Zustände, die ohne operativen Eingriff mit Sicherheit in den nächsten Stunden oder Tagen zum Tode führen. Dazu gehören z. B. die Magenperforation oder die Perforation anderer Hohlorgane, der Ileus verschiedener Ursache und die arterielle Blutung.

2) Chirurgische Krankheitsbilder mit *zwingender Operationsindikation,* bei denen unter Umständen noch eine zeitlich begrenzte Vorbehandlung möglich ist. Dazu gehören z. B. die bösartigen Tumoren der verschiedenen Organe, die Cholelithiasis mit häufigen Koliken oder vorangegangener Pankreatitis, der Verschlußikterus, die Nephrolithiasis mit Abflußhindernis, der akute Verschluß größerer Arterien und die Schenkelhalsfraktur des alten Menschen.

3) Chirurgische Krankheitsbilder mit *bedingter Operationsindikation,* die gegebenenfalls auch durch konservative Maßnahmen beherrscht werden können, ohne daß das Leben des Patienten gefährdet ist. Dazu gehören z. B. die benigne Struma ohne Trachealstenose, die verschiedenen Hernien ohne Einklemmungsgefahr, das Prostataadenom, gutartige Geschwülste, der Gallenblasensolitärstein ohne Koliken und ohne Pankreatitis, Hämorrhoiden und Varizen.

Bei der internistischen Voruntersuchung mit der Frage der Operabilität eines Patienten ist besonders auf folgende Faktoren zu achten:

1) Zustand des Herzens und des Kreislaufs,

2) Lungenfunktion,

3) Nierenfunktion und Elektrolytstoffwechsel und

4) Blutgerinnung.

Dementsprechend sind vor jedem größeren Eingriff, insbesondere beim älteren Menschen, neben der sorgfältigen klinischen Untersuchung mit Blutdruckmessung folgende Kontrolluntersuchungen routinemäßig zu fordern: ein EKG, eine Thoraxröntgenaufnahme in 2 Ebenen, eine Lungenfunktionsprüfung, eine Kontrolle von Harnstoff, Kreatinin und Elektrolyten, ein Blutbild mit Gerinnungsstatus.

Nach Feststellung des internistischen Befundes sollte man – unabhängig von der chirurgischen Diagnose – unterscheiden zwischen *absoluten Operationskontraindikationen,* d.h. Zuständen, bei denen eine Narkose bzw. ein operativer Eingriff mit einer an Wahrscheinlichkeit grenzender Sicherheit zum Tode des Patienten führen würde, und den *relativen Operationskontraindikationen,* d.h. Zuständen, die in jedem Fall mit einem erhöhten Operationsrisiko verbunden sind, bei denen jedoch gegebenenfalls durch eine internistische Vorbehandlung das Risiko vermindert werden kann.

Beurteilung von Herz und Kreislauf

Sie richtet sich neben der klinischen Untersuchung nach dem elektrokardiographischen Befund und der Thoraxröntgenaufnahme. Als *absolute Kontraindikationen* von seiten des Herzens und des Kreislaufs gelten:

1) der frische Myokardinfarkt und

2) der irreversible Kreislaufschock.

Relative Kontraindikationen sind:

1) **Herzinsuffizienz,** sei es als Folge einer Hypertonie, eines Vitiums, einer koronaren Herzkrankheit oder einer Myokarditis. Eine Herzinsuffizienz sollte präoperativ mit Herzglykosiden und evtl. Diuretika vorbehandelt werden. Bereits verordnete Glykoside sollten belassen werden. Beim kompensierten Kreislauf ist eine sog. „prophylaktische" Digitalisierung nicht vonnöten.

2) **Herzrhythmusstörungen.** *a) Tachykarde Formen:* Eine vermehrte Irritabilität des Herzens in Form einer Vorhof- oder Kammerextrasystolie sollte durch eine antiarrhythmische Therapie präoperativ

behoben werden, um der Gefahr eines Vorhof- oder Kammerflimmerns vorzubeugen. Besteht eine Tachyarrhythmia absoluta bei Vorhofflimmern, ist es zweckmäßig, den Patienten präoperativ bis zur Normalisierung der Frequenz mit einem Herzglykosid einzustellen, ein Vorhofflattern ist nach Möglichkeit durch antiarrhythmische Behandlung bzw. elektrische Kardioversion präoperativ zu beseitigen.

b) Bradykarde Formen: Bei Patienten mit sinuatrialem Block, partiellem oder totalem AV-Block oder einer bleibenden Bradykardie anderer Ursache mit oder ohne Adams-Stokes-Anfälle sollte präoperativ eine intrakardiale Katheterelektrode gelegt werden.

3) Schwere koronare Herzkrankheit. Zu dieser Gruppe gehören erstens Patienten, die gehäufte Angina-pectoris-Anfälle haben und infarktgefährdet sind, zweitens Patienten, die in den vergangenen Jahren einen oder mehrere Herzinfarkte erlitten haben. Drittens umfaßt diese Gruppe Kranke mit andersartigen schweren EKG-Befunden, die auf eine fortgeschrittene Koronarsklerose hinweisen, wie z.B. linksventrikuläre Leitungsstörungen, das Bild der Linksschädigung ohne Hochdruck oder bifaszikuläre Blockbilder. Bei diesen Patienten sollte nach Möglichkeit eine internistische Vorbehandlung erfolgen, so daß sie frei von stenokardischen Anfällen sind. Beim bifaszikulären Block ist die temporäre Anwendung einer Katheterelektrode diskutabel (s. S. 6).

4) Schwerer Hochdruck. Bei Patienten mit schwerer Hypertonie (Blutdruckwerte über 200 mm Hg systolisch und 120 mm Hg diastolisch mit Augenhintergrunds- und EKG-Veränderungen), die mit Antihypertensiva vorbehandelt sind, besteht die Gefahr, daß es während der Narkose zu einer Bradykardie oder zu einer schweren hypotonen Krise kommt, da die Narkotika ihrerseits einen depressorischen Effekt auf den Kreislauf entfalten können. Daher galt bisher die Regel, einige Tage vor der Operation Antihypertensiva abzusetzen. Es besteht dann jedoch die Gefahr, daß prä- oder intraoperativ Hochdruckkrisen mit akuter Linksherzinsuffizienz auftreten. Deshalb sollte man, insbesondere bei Patienten, die wegen eines Hochdruckleidens operiert werden (z.B. Nierenarterienstenose, Aortenisthmusstenose), die antihypertensive Behandlung bei laufenden Blutdruckkontrollen weiterführen. Lediglich β-Rezeptorenblocker sollten präoperativ abgesetzt werden.

Beurteilung der Lungenfunktion [114, 115, 116]

Zu den häufigen postoperativen Komplikationen zählen Infekte der oberen Luftwege. Ein Frischoperierter mit intakter Lungenfunktion überwindet derartige Komplikationen erfahrungsgemäß leichter als ein Kranker mit gestörter Lungenfunktion. Deshalb ist zur Beurteilung des Operationsrisikos die Kenntnis der Lungenfunktion unerläßlich.

Meist fehlt vor einem operativen Eingriff die Zeit, eine eingehende Lungenfunktionsprüfung durchzuführen. Es gibt jedoch einfache Untersuchungsmethoden, mit denen man gröbere Lungenfunktionsstörungen erkennen oder ausschließen kann. Dazu gehören neben der *Thoraxröntgenaufnahme* in 2 Ebenen und dem *EKG* die Bestimmung der *Vitalkapazität* sowie der *exspiratorischen Einsekundenkapazität*. Diese einfachen Untersuchungen geben Hinweise auf das Bestehen einer obstruktiven oder restriktiven Belüftungsstörung. Bei beiden Ventilationsstörungen sind Vitalkapazität und Einsekundenkapazität vermindert. Jedoch ist bei der obstruktiven, im Gegensatz zur restriktiven Belüftungsstörung, die relative Einsekundenkapazität (mindestens 70% der Vitalkapazität) auch vermindert. Die Bestimmung des *Säure-Basen-Haushalts* zeigt an, ob bereits eine operationsprognostisch ungünstige CO_2-Retention besteht.

Restriktive Belüftungsstörungen beruhen meist auf irreversiblen anatomischen Veränderungen der Lungen, die therapeutisch nicht mehr zu beeinflussen sind (z. B. Lungenfibrosen, chronische Stauungslunge, Pleuraschwarten, Zustand nach Thorakoplastik oder Lungenresektion, Kyphoskoliose). Sie präoperativ zu kennen ist deshalb wichtig, weil derartige Patienten postoperativ häufiger zu Infekten der oberen Luftwege neigen.

Auch Patienten mit *obstruktiven Belüftungsstörungen*, wie sie v.a. beim Asthma bronchiale, bei der chronischen spastischen Bronchitis und allen Folgezuständen entstehen, neigen postoperativ besonders infolge bronchialer Sekretretention zu entzündlichen bronchopulmonalen Komplikationen. Jedoch ist ein großer Teil der obstruktiven Belüftungsstörungen einer Behandlung zugänglich. Durch entzündungshemmende (Antibiotika, Kortikosteroide) und spasmolytische Maßnahmen kann man die Obstruktion im Bronchialbaum vermindern oder beseitigen und das Operationsrisiko verkleinern. Regelmäßige postoperative Beatmung und Inhalation mit schleimhautabschwellenden Pharmaka mit dem Bird-Respirator sorgen für gute Belüftung aller Lungenabschnitte und ausreichenden Abfluß des Bronchialsekrets.

Wenn jedoch eine obstruktive Erkrankung der Atemwege bereits zu einer therapeutisch nicht rückgängig zu machenden alveolären Hypoventilation mit Erhöhung von PCO_2 geführt hat, ist das Operationsrisiko erheblich vermehrt. Man sollte in diesen Fällen nur bei vitaler Indikation operieren.

In jedem Fall einer stärkeren Belüftungsstörung ist es ratsam, das durch die Lungenfunktionsstörung vermehrt belastete Herz mit Herzglykosiden zu behandeln.

Beurteilung von Nierenfunktion und Elektrolytstoffwechsel

Die „normale Reaktion" der Niere auf Narkose und Operation besteht in einer verstärkten Natrium- und Wasserretention bei gleichzeitigem Kaliumverlust. Damit kann eine vorübergehende Oligurie und Retention harnpflichtiger Stoffe verbunden sein, verstärkt bei hohem Anfall von Eiweißspaltprodukten. Liegt präoperativ bereits eine Niereninsuffizienz mit Harnstoff- und Kreatininerhöhung vor, kann sich aus diesen Gründen postoperativ eine lebensbedrohliche Azotämie entwickeln. Man sollte daher bestrebt sein, vor der Operation Harnstoff und Kreatinin zu normalisieren, mindestens aber den Harnstoffwert unter 100 mg% zu senken.

Bei einem operativen Eingriff mit geringem Blut- und Flüssigkeitsverlust ist die Tendenz zur Oligurie mit Natriumretention eine vorübergehende kompensatorische Maßnahme, die i. allg. bei entsprechender Flüssigkeits- und Elektrolytzufuhr nach 3–5 Tagen abklingt. Bei schweren und langdauernden Operationen ist bei vorgeschädigten Nieren mit einem erhöhten Operationsrisiko infolge einer sich entwickelnden Azotämie zu rechnen, v. a. wenn es intra- oder postoperativ zu einem Absinken des Blutdrucks kommt. Präoperativ sollten Elektrolyt- und Wasserhaushaltsstörungen ausgeglichen sein. Eine Hypovolämie muß durch Flüssigkeitszufuhr beseitigt werden. Ferner ist auf einen latenten Kaliummangel zu achten, der z. B. als Folge langzeitiger diuretischer Therapie oder Laxanzienbehandlung relativ häufig vorkommt [15].

Beurteilung der Blutgerinnung

Blutbild und Blutgerinnung sollten, wenn möglich, vor großen Operationen normal sein. Besteht eine Anämie mit einem Hämoglobin unter 10 g%, empfiehlt sich präoperativ ein Blutersatz. Bei Gerinnungsstörungen sollten die Prothrombinzeit über 50%, die Thrombozytenzahl über 60 000 liegen. Hierzu wird auf das Kapitel über die hämorrhagischen Diathesen (s. S. 43) verwiesen.

Im übrigen geben die im einzelnen geschilderten Funktionsergebnisse von Herz und Kreislauf, Lunge, Niere und Blutgerinnung nur Anhaltspunkte zur Beurteilung der Operationsgefährdung. Darüber hinaus müssen noch andere Faktoren wie z. B. der Allgemeinzustand, das Lebensalter, der zerebrale und psychische Zustand berücksichtigt werden. Durch eine Teamarbeit von Anästhesisten, Chirurgen und Internisten sowie eine postoperative Betreuung der Patienten auf Intensivbehandlungseinheiten wird es gelingen, bei jedem einzelnen die Indikation bzw. Kontraindikation für eine Operation zu stellen und das Operationsrisiko durch eine prä- und postoperative Therapie möglichst klein zu halten.

VII. Die wichtigsten Medikamente

ACE-Hemmer
Lopirin, Tensobon Tbl. (25 mg, 50 mg)

Analgetika–Antiphlogistika
Amuno Kaps. (25 mg, 50 mg), Supp. (50 mg, 100 mg)
Amuno retard Kaps. (75 mg)
Voltaren Amp. (75 mg), Drg. (25 mg, 50 mg), Drg. retard (100 mg),
  Supp. (50 mg)
Kombinationspräparate: Gelonida Tbl., Supp.: Optalidon Drg.,
  Supp.; Thomapyrin-N Tbl.
Stark wirkende Analgetika, synthetische:
Cliradon Amp. (7,5 mg), Tbl. (5 mg), Supp. (10 mg)
Dipidolor Amp. (22 mg)
Dolantin Amp. (50 mg), Supp. (100 mg), Tropf.
Fortral Amp. (30 mg), Kaps. (50 mg), Tbl. (25 mg), Supp. (50 mg)
Temgesic Amp. (0,3 mg), Tbl. (0,2 mg)
Valoron-N Kaps., Tropf.
Stark wirkende Analgetika, Opiate:
Dilaudid Amp. (0,2 mg), Tbl. (2,5 mg), Supp. (2,5 mg)
Morphium hydrochloricum Amp. (0,01 g, 0,02 g)
Pantopon Amp. (0,01 g), Tbl. (0,005 g), Supp. (0,01 g)
Scophedal Amp. (10 mg)

Antiallergika
Calcium Sandoz Amp.
Kortikosteroide s. dort
Fenistil Drg., Tropf.
Suprarenin Amp. (1 mg)

Tavegil Amp., Tbl., Supp.

Antiarrhythmika

Chinidin Duriles (200 mg)
Clinium Tbl. (60 mg)
Cordarex Tbl. (200 mg)
Cordichin Tbl. (Verapamil 80 mg, Chinidin 160 mg)
Gilurytmal Amp. (50 mg) 2 und 10 ml
Isoptin Amp. (5 mg), Drg. (40 mg, 80 mg, 120 mg), Drg. retard
    (120 mg)
Mexitil Amp. (250 mg), Kaps. (200 mg), Mexitil mite Kaps. (100 mg)
Neo-Gilurytmal Tbl. (20 mg)
Phenhydan Amp. (250 mg), Tbl. (100 mg)
Rytmonorm Amp. (70 mg), Tbl. (150 mg, 300 mg)
Tambocor Amp. (50 mg), Tbl. (100 mg)
Xylocain Amp. 2%ig zur i.v. Anwendung und 10%ig als Zusatz zu
    Infusionslösungen
Xylotocan Tbl. (400 mg)

Antibiotika[1]

Penicilline:
Beromycin (Penicillin V) Tbl. 400000 IE, 1 Mio IE
Isocillin (Penicillin V) Tbl. 600000 IE, 1,2 Mio IE
Baycillin (Propicillin) Tbl. 200000 IE, 400000 IE, 1 Mio IE
Penicillin G Inj. Fl. 1 Mio IE, 10 Mio IE, 20 Mio IE
Tardocillin 1200 (Benzathin-Penicillin) Amp. 1,2 Mio IE
Penicillinasestabile Penicilline:
Stapenor (Oxacillin) Kaps. 250 mg, Inj. Fl. 500 mg, 1 g
Staphylex (Flucloxacillin) Kaps. 250 mg, 500 mg, Inj. Fl. 250 mg, 1 g
Aminopenicilline:
Binotal (Ampicillin) Tbl. 500 mg, 1 g, Inj. Fl. 500 mg, 1 g, 2 g
Amblosin (Ampicillin) Tbl. 500 mg, 1 g, Inj. Fl. 1 g, 2 g, 5 g
Clamoxyl (Amoxycillin) Tbl. 500 mg, 750 mg, 1 g, Inj. Fl. 500 mg, 2 g,
    5 g

---

[1] Unter Mitarbeit von Herrn Priv. Doz. Dr. W. Sietzen, Ludwigsburg.

Carbenicilline:
Anabactyl Inj. Fl. 1 g, 2 g, 5 g, 10 g
Aerugipen Inj. Fl. 1 g, 2 g, 5 g, 10 g
Ureidopenicilline:
Baypen (Mezlocillin) Inj. Fl. 500 mg, 1 g, 2 g, 5 g, 10 g
Securopen (Azlocillin) Inj. Fl. 500 mg, 1 g, 2 g, 5 g, 10 g
Cephalosporine:
Ceporexin (Cefalexin) Tbl. 250 mg, 500 mg, 1 g
Cepovenin (Cephalotin) Inj. Fl. 1 g, 2 g, 4 g
Claforan (Cefotaxim) Inf. Fl. 500 mg, 1 g, 2 g
Fortrum (Ceftazidim) Inj. Fl. 500 mg, 1 g, 2 g
Grammaxin (Cephazolin) Inj. Fl. 250 mg, 500 mg, 1 g, 2 g
Latamoxef (Moxalactam) Inj. Fl. 1 g, 2 g
Mandokef (Cefamandol) Inj. Fl. 500 mg, 750 mg, 1,5 g
Mefoxitin (Cefoxitin) Inj. Fl. 1 g, 2 g
Oracef (Cefalexin) Tbl. 500 mg, 1 g
Panoral (Cefaclor) Kaps. 250 mg, 500 mg
Rocephin (Ceftriaxon) Inj. Fl. 500 mg, 1 g, 2 g
Sefril (Cefradin) Kaps. 500 mg, Inj. Fl. 1 g, 2 g
Spizef (Cefotiam) Inj. Fl. 500 mg, 1 g, 2 g
Tacef (Cefmenoxim) Inj. Fl. 500 mg, 1 g, 2 g
Zinacef (Cefuroxim) Inj. Fl. 500 mg, 750 mg, 1,5 g
Tetrazykline:
Reverin (Rolitetracyclin) Inj. Fl. 275 mg
Klinomycin (Minocyclin) Tbl. 100 mg
Vibramycin (Doxycyclin) Kaps. 100 mg, 200 mg, Vibravenös Amp.
  100 mg
Erythromycine:
Erythrocin Tbl. 200 mg, 500 mg
Erycinum Amp. 250 mg
Lincomycin:
Albiotic Kaps. 500 mg, Amp. 100 mg, 600 mg
Cillimycin Kaps. 500 mg, Amp. 600 mg
Clindamycin:
Sobelin Kaps. 75 mg, 150 mg, Sobelin solubile Amp. 300 mg, 600 mg,
  900 mg

Keimarten	Penicillin G	Ampicillin	Azlocillin	Mezlocillin	Piperacillin	Di-, Flucloxacillin	Cefazolin	Cefuroxim	Cefoxitin	Cefotaxim	Tetracycline	Chloramphenicol	Gentamicin, Tobramycin	Amikacin	Erythromycin	Clindamycin	Fusidinsäure	Nitrofurantoin	Nalidixinsäure	Co-Trimoxazol
Diphtheriebakt.	●	+	+	+	+	+	+	+	+	+	⊕	+	⊕	+	⊕	+	+	○	○	+
Streptokokken	●	+	+	+	+	+	+	⊕	+	+	+	+	+	+	⊕	⊕	+	⊕	○	⊕
Pneumokokken	●	+	+	+	+	+	+	⊕	+	+	+	+	○	○	⊕	⊕	+	+	○	⊕
Enterokokken	+	●	⊕	●	⊕	○	○	○	○	○	⊕	+	○	○	⊕	○	○	⊕	○	+
Staphylokokken	⊕	+	+	+	+	●	⊕	⊕	⊕	+	+	+	+	+	⊕	●	⊕	+	○	+
Gonokokken	●	+	+	+	+	+	+	●	+	●	⊕	+	+	+	⊕	○	+	+	+	+
Meningokokken	●	+	+	+	+	+	+	⊕	+	+	+	⊕	+	+	⊕	○	+	+	+	+
H. influenzae	○	●	●	+	●	○	+	⊕	+	●	●	●	+	+	⊕	○	○	○	+	⊕
Legionella pn.	○	○	○	○	○	○	○	○	○	+	+	○	○	○	●	○	○	○	○	○
Brucellen	○	+	+	+	+	○	+	+	+	+	●	⊕	+	+	○	○	○	○	+	⊕
Bact. fragilis	○	○	⊕	+	⊕	○	○	○	●	○	⊕	⊕	○	○	+	●	○	○	○	+
Bact. melaninog.	●	+	+	+	+	○	○	+	●	+	⊕	+	○	○	+	●	○	○	○	+
M. tuberculosis	○	○	○	○	○	○	○	○	○	○	+	○	+	+	○	○	○	○	○	○
Treponema pall.	●	+	+	+	+	+	⊕	⊕	+	+	⊕	+	○	○	+	○	○	○	○	○
Listerien	⊕	●	+	⊕	⊕	○	○	○	○	○	+	+	+	+	+	+	○	○	○	+
Clostridien	●	+	+	+	+	+	+	+	+	+	⊕	+	○	○	⊕	+	+	○	○	+
Ps. aeruginosa	○	○	●	⊕	●	○	○	○	○	+	+	+	●	●	○	○	○	○	○	○
E. coli	○	⊕	⊕	●	●	○	⊕	●	●	●	⊕	⊕	⊕	⊕	○	○	○	⊕	⊕	●
Klebsiella pn.	○	○	○	+	⊕	○	+	⊕	●	●	⊕	+	●	●	○	○	○	⊕	⊕	●
Enterobacter aer.	○	○	○	○	+	○	+	⊕	⊕	⊕	⊕	+	●	●	○	○	○	⊕	⊕	●
Proteus vulg.	+	+	⊕	●	●	○	+	⊕	●	●	+	+	●	●	○	○	○	+	●	●
Proteus mirab.	+	●	●	●	●	○	⊕	⊕	●	●	+	+	●	●	○	○	○	+	⊕	●
Salmonella typhi	+	⊕	+	+	+	○	+	+	+	+	+	●	+	+	○	○	○	○	○	●
S. typhi murium	+	●	+	+	+	○	+	+	+	⊕	⊕	⊕	+	+	○	○	○	+	+	●
Shigellen	+	●	+	+	+	○	+	+	+	+	⊕	⊕	+	+	○	○	○	+	+	●
Rickettsien	○	○	○	○	○	○	○	○	○	○	●	●	○	○	+	○	○	○	○	○
Mykoplasma pn.	○	○	○	○	○	○	○	○	○	○	●	⊕	○	○	⊕	+	○	○	○	○
Chlamydia psitt.	○	○	○	○	○	○	○	○	○	○	●	⊕	○	○	+	○	○	○	○	○
Chlamydia trach.	○	○	○	○	○	○	○	○	○	○	●	⊕	○	○	●	○	○	○	○	⊕

Abb. 27. Klinische Anwendung der wichtigsten Antibiotika bei häufigen Erregern; ● = sehr gute Wirksamkeit, für Therapie am besten geeignet, ⊕ = gute Wirksamkeit, Antibiotikum der Reserve, + = ebenfalls wirksam, nicht oder nur in Sonderfällen anzuwenden, ○ = unwirksam. (Aus [133])

Keimarten	Penicillin G	Ampicillin	Cefazolin	Cefoxitim	Cefotaxin	Streptomycin	Tetracycline	Chloramphenicol	Erythromycin	Kanamycin	Gentamicin	Polymyxine	Sulfonamide	Co-Trimoxazol
Acinetobacter	Ø	±	Ø			±	⊞ ⊞	Ø	±	+	+	+		
Actinomyces israeli	⊞	+ +	+ +	+ +	+	±	±	±	±	Ø		Ø	+	
Aeromonas hydrophila	Ø	±	O	+	+	±	+ +	+ +	Ø	±	±	+		+
Bacillus anthracis	⊞ ⊞	+	+ +	+	+	+	+	+	+	+	+	Ø		+
Bordetella pertussis	Ø	⊞ ⊞	Ø		+	±	+ +	+ +	+ +	±	±	±	Ø	+
Borrelia recurrentis	+	+	+	+	+	+	⊞ ⊞	+						
Campylobacter fetus	+				+	+	⊞ ⊞	⊞ ⊞	+ +		⊞ ⊞			
Citrobacter	Ø	+	+	Ø	+	+	+	+ +	Ø	+ +	⊞	+ +	+	⊞
Enterobacter cloacae	Ø	+	+	±	±	+	+ +	+ +	Ø	+ +	⊞ ⊞	+ +	+	+
Erwinia	Ø	±	±	+	⊞ ⊞	+	+	+ +	Ø	+ +	+	+		
Erysipelothrix rhusiopathiae	⊞	+	+ +	+	+	Ø	+	+	+	Ø	Ø	Ø	Ø	
Francisella tularensis	Ø					⊞ ⊞	+ +	+ +	Ø	+	+	+	Ø	Ø
Fusobacterium-Arten	⊞ ⊞	+	+	+	+	+	+	+	+	Ø	Ø			
Haemophilus ducreyi	+					+	+	+	+				⊞	
Hafnia	Ø	+	+	+	⊞ ⊞	+	+ +	+ +	Ø	+ +	⊞ ⊞	+ +	+	
Leptospiren	⊞	+	+	+	+	±	⊞ ⊞	±	+				Ø	Ø
Moraxella lacunata	Ø		+	+	+	+	⊞ ⊞	+ +	Ø					
Nocardia asteroides	Ø	Ø	Ø	Ø	Ø		⊞ ⊞	+					⊞ ⊞	
Pasteurella multocida	⊞	+	+	+	+	±	⊞ ⊞	+	+ +	Ø	+	+ +	+	+
Providencia	Ø	Ø	Ø	⊞	⊞ ⊞	Ø	Ø	±	Ø	+	+ +	Ø	Ø	⊞
Ps. cepacia	Ø	Ø	Ø	Ø	+	Ø	Ø	+	Ø	Ø	Ø	Ø	+	+
Ps. mallei	Ø					+	⊞ ⊞	+	Ø				Ø	
Ps. maltophilia	Ø	Ø	Ø	Ø	+	Ø			Ø	Ø	Ø	Ø	Ø	Ø
Ps. pseudomallei	Ø					+	⊞	⊞	Ø	+	+	Ø	+	+

Abb. 28. Klinische Anwendung der wichtigsten Antibiotika bei seltenen Erregern. (Aus [133])

Aminoglykoside:
Refobacin (Gentamycin) Amp. 40 mg, 80 mg, 120 mg
Gernebcin (Tobramycin) Amp. 20 mg, 40 mg, 80 mg
Extramycin (Sisomycin) Amp. 20 mg, 50 mg, 75 mg, 100 mg
Biklin (Amikacin) Amp. 100 mg, 250 mg, 350 mg, 500 mg
Chloramphenicol:
Paraxin Kaps. 250 mg, 500 mg, Inj. Fl. 1 g
Paramomycin:
Humatin Kaps. 250 mg
Neomycin:
Bykomycin Kaps. 250 mg

Antidiabetika s.S.113

Antiemetika
Peremesin Drg., Supp.
Psyquil Amp. (10 mg, 25 mg), Drg. (10 mg, 25 mg, 50 mg), Supp.
  (70 mg)
Vomex A Amp., Drg., Supp.

Antifibrinolytika
Trasylol Amp. (100 000, 200 000, 500 000 KIE)
Epsilon-Aminocapronsäure „Behring", Epsikapron „Deutsche Ka-
  bi", Epsilon-Aminocapronsäure „Roche", Anvitoff, Cyclocapron,
  Ugurol Amp., Tbl.

Antihypertonika
Adalat Kaps. (10 mg), Tbl. retard (20 mg)
β-Rezeptorenblocker:
  Beloc Amp. (5 mg), Tbl. (100 mg), Tbl. mite (50 mg), Duriles
    (200 mg)
  Dociton Amp. (1 mg), Tbl. (10 mg, 40 mg, 80 mg, 160 mg)
  Endak Tbl. (10 mg), Tbl. mite (5 mg)
  Prent Amp. (25 mg), Tbl. (200 mg, 400 mg)
  Tenormin Tbl. (50 mg, 100 mg)
  Sotalex Tbl. (160 mg), Tbl. mite (80 mg)
 Catapresan Amp. (0,15 mg), Tbl. (0,075 mg, 0,15 mg, 0,3 mg)
  Depot-Perlongetten (0,25 mg)

Combipresan-Perlongetten (0,075 mg, 0,15 mg)
Ebrantil Amp. (25 mg, 50 mg), Kaps. retard (30 mg)
Hypertonalum Amp. (300 mg)
Minipress Tbl. (1 mg, 2 mg, 5 mg)
Nepresol Amp. (25 mg), Tbl. (25 mg)
Nipruss Trockenamp. (52,75 mg)
Presinol, Sembrina Tbl. (250 mg)
    Salipresinol, Sembrina-Saltucin
Serpasil Amp. (1 mg), Tbl. (0,25 mg)
    Briserin, Darebon, Durotan, Modenol, Repicin, Terbolan
Trandate Tbl. (10 mg, 25 mg)

Antihypotonika
Akrinor Amp. (200 mg), Tbl. 100 mg)
Effortil Tbl. (5 mg), Amp. (10 mg)
Dihydergot Tbl. (1 mg), Tropf. (1 ml = 2 mg), Dihydergot retard Tbl.
    (2,5 mg), Dihydergot forte Tbl. (2,5 mg)
Gutron Tbl. (2,5 mg), Tropf. (1 ml = 10 mg), Amp. (5 mg)
Dopamin-Giulini Amp. (50 mg)
Dobutrex Inj. Fl. (250 mg)

Antikoagulanzien
Liquemin Amp. (1 ml = 5000 USP-E), Liquemin Depot Amp.
    (1 ml = 40 000 USP-E)
Thrombophob Amp. (1 ml = 5000 USP-E)
Heparin-Dihydergot Amp. (0,1 g = 5000 USP-E Heparin und 0,5 mg
    Dihydergot)
Marcumar Tbl. (3 mg)
Sintrom Tbl. (4 mg)
Tromexan Tbl. (0,3 mg)

Antitussiva
Acedicon Tbl. (5 mg)
Dicodid Tbl. (5 mg, 10 mg), Amp. (15 mg)
Codein-Compr. (15 mg, 30 mg, 50 mg)
Paracodin Tbl. (10 mg)
Tiamon Tbl. (5 mg)

Blutersatzmittel
Haemaccel Infusionsflaschen zu 500 ml
Gelifundol Infusionsflaschen zu 500 ml
Longasteril-40 Infusionsflaschen zu 500 ml
Macrodex Infusionsflaschen zu 500 ml
Rheomacrodex Infusionsflaschen zu 500 ml

Bronchosekretolytika
Bisolvon Amp. (8 mg), Tbl. (8 mg), Lösung
Fluimucil Amp. (300 mg), Granulat (100 mg, 200 mg)

Bronchospasmolytika
Alupent Amp. (0,5 mg), Tbl. (20 mg), Inhalationslösung
Atropin Amp. (0,5 mg, 1 mg, 2 mg), Compr. (0,5 mg)
Berotec Tbl. (2,5 mg), Inhaletten Kaps. (0,2 mg)
Bricanyl Amp. (0,5 mg), Tbl. (2,5 mg), Inhalationslösung, Bricanyl
   comp. Tbl.
Kortikosteroide s. dort
Solosin Amp. (208 mg), Tbl. (270 mg), Tabl. mite (135 mg)
Sultanol Tbl. (2 mg), Sultanol forte Tbl. (4 mg), Sultanol retard Tbl.
   (8 mg), Supp. (1 mg, 2 mg)

Chemotherapeutika
Benzylpyrimidin-Sulfonamid-Kombinationen:
Bactrim, Eusaprim (Trimethoprim-Sufalmethoxazol) Amp., Tbl.
Lidaprim (Trimethoprim-Sulfametrol) Tbl., Tbl. forte, Suspension
Sterinor, Tibirox (Tetroxoprim-Sulfadiazin) Tbl., Suspension, Tropf.
Supristol (Trimethoprim-Sulfamoxol) Tbl.
Triglob (Trimethoprim-Sulfadiazin) Tbl., Saft
Gyrasehemmer:
Barazan[1] (Norfloxacin) Tbl.
Deblaston[1] (Pipemid-Säure) Kaps.
Nogram[1] (Nalidixin-Säure) Tbl., Suspension
Tarivid[2] (Ofloxacin) Tbl.

---

[1] Therapeutisch verwertbare Konzentrationen nur im Urin.
[2] Therapeutische Konzentrationen auch im Gewebe.

Diuretika
Aldactone Amp. (200 mg), Drg. (25 mg, 50 mg, 100 mg)
Aldactone 50-Saltucin Drg. (50 mg), Amp. (200 mg)
Aquaphor Tbl. (40 mg)
Diucomb Drg.
Dytide-H Tbl.
Esidrix Tbl. (25 mg)
Moduretic Tbl. (50 mg)
Lasix Amp. (20 mg, 250 mg, 500 mg), Tbl. (40 mg, 500 mg). Lasix long
  Kaps. (30 mg)
Osyrol Drg. (50 mg, 100 mg), Amp. (200 mg)
Osyrol-Lasix Amp. (200 mg), Kaps. (50 mg, 100 mg)

Emetika
Apomorphin Amp. (10 mg)

Enzyminhibitoren
Histaminhemmstoffe: Sostril Tbl. (150 mg); Tagamet Amp. (200 mg),
  Tbl. (200 mg, 400 mg)
Parathormonhemmstoff: Calcitonin-Sandoz Amp. (100 MCR-E)

Hämostyptika
zur Hemmung einer durch Antikoagulanzien ausgelösten überschie-
ßenden Gerinnungsstörung.
Bei Liquemin (bzw. Thrombophob): Protaminsulfat Amp. 1%ig und
5%ig.
Bei Marcumar, Sintrom und Tromexan: Konakion Amp. (1 mg,
10 mg), Tropf., Faktor-IX-Präparate (Prothrombinkomplex).

Plasmafraktionen zur Therapie von Gerinnungsstörungen [86]
Fibrinogenpräparate:
Humanfibrinogen (Behring, Kabi) enthält außer Fibrinogen keine
anderen Gerinnungsfaktoren; indiziert bei Afibrinogenämie und
Dysfibrinogenämie.
Faktor VIII-Präparate:
Zur Behandlung der Hämophilie A. Konzentrate von Faktor VIII
(Behring-fibrinogenfrei-hepatitisfrei, Immuno, Travenol).
*Faktor-IX-Präparate und Präparate des Prothrombinkomplexes (Fak-
toren II, VII, IX, X):*

Indiziert bei Hämophilie B, Mangelkoagulopathien der Faktoren II,
VII, X, Blutungen unter Antikoagulanzientherapie, Vitamin-K-
Mangel und schweren Leberschäden. Faktor-IX-Konzentrat Immuno, Prothrombinkonzentrat PPSB 200/400 Behring. PPSB-Konzen-
trat-hepatitissicher-Biotest.

Hypnotika, Sedativa

Mit kurzer Wirkungsdauer:
  Mogadan Tbl. (5 mg)
  Nobrium Kaps. (5 mg, 10 mg)
  Valium Tbl. (2 mg, 5 mg, 10 mg), Amp. (10 mg), Supp. (5 mg,
  10 mg)
Mit mittlerer Wirkungsdauer:
  Allional Tbl. (110 mg), Supp. (220 mg)
  Dalmadorm Tbl. (30 mg)
  Dormopan Tbl. (125 mg)
  Noctamid Tbl. (0,5 mg, 1 mg)
  Rohypnol Amp. (2 mg), Tbl. (2 mg)
Mit langer Wirkungsdauer:
  Somnifen Tropfen

Herzglykoside

Kombetin Amp. ($\frac{1}{8}$ mg, $\frac{1}{4}$ mg)

Digacin (Digoxin) Amp. (0,2 mg), Tbl. (0,25 mg), Digacin mite Tbl.
  (0,1 mg)

Lanicor (Digoxin) Amp. (0,25 mg), Tbl. (0,25 mg), Tropf.
  (15 Tropf. = 0,25 mg)

Novodigal (β-Acetyldigoxin) Tbl. (0,2 mg), Amp. (Digoxin 0,4 mg),
  Novodigal mite Tbl. (0,1 mg)

Lanitop (β-Methyldigoxin) Amp. (0,2 mg), Tbl. (0,1 mg)

Digimerck (Digitoxin) Amp. (0,25 mg), Tbl. und Drg. (0,1 mg), Digimerck minor Tbl. (0,07 mg)

Infusionslösungen s. S. 80

Kalziumantagonisten

Adalat Kaps. (5 mg, 10 mg), Tbl. retard (20 mg)
Dilzem Tbl. (60 mg)
Isoptin s. Antiarrhythmika

Kationentauscher

Resonium A Pulver
Sorbisterit Pulver

Kortikosteroide

Glukokortikoide: Cortison Ciba Tbl. (25 mg); Decortin Tbl. (5 mg, 50 mg), Soludecortin Amp. (10 mg, 25 mg, 250 mg); Hydrocortison Hoechst Amp. (100 mg), Tbl. (10 mg); Urbason Tbl. (4 mg, 16 mg, 40 mg), Urbason solubile Amp. (20 mg, 40 mg), Urbason solubile forte Amp. (250 mg, 1000 mg); Volon Tbl. (4 mg, 8 mg), Volon-A 40 und 80 Kristallsuspension Amp. (40 mg, 80 mg)
Mineralokortikoide: Aldocorten Amp. (0,5 mg); Astonin-H Tbl. (0,1 mg); Percorten wasserlöslich Amp. (50 mg), Percorten Mikrokristallsuspension Amp. (25 mg)

Laxanzien

Agarol Emulsion
Dulcolax Drg., Supp.
Liquidepur flüssig
Normacol Granulat
Paraffinöl (bei Intoxikationen mit fettlöslichen Substanzen)
Magnesiumsulfat (in 3,4%iger Lösung)
Natriumsulfat (in 1,8%iger Lösung)

Lebertherapeutika

Bifiteral Sirup (100 g enthalten 66,7 g Laktulose)
Laevilac Sirup (100 g enthalten 50 g Laktulose)
Legalon Drg.
Infusionslösungen s. S. 80

Nitrate

Nitrolingual Amp. (5 mg), Kaps. (0,8 mg), Kaps. forte (1,2 mg), Kaps. mite (0,2 mg), Spray
Isoket Amp. (10 mg), Tbl. (5 mg, 10 mg, 20 mg, 40 mg), Isoket retard Tbl. (20 mg, 40 mg, 60 mg, 80 mg)
Iso Mack Tbl. (5 mg, 20 mg), Iso Mack retard Kaps. (20 mg, 40 mg, 60 mg, 120 mg)
Ismo 20 Tbl. (20 mg)
Mono Mack Tbl. (20 mg, 40 mg)
Deponit-Pflaster
Nitroderm TTS-Pflaster

Pharmaka, die die Herztätigkeit beschleunigen

Alupent Amp. (0,5 mg), Tbl. (20 mg), Alupent depot Drg. (90 mg)
Atropin Amp. (0,5 mg), Tbl. (0,5 mg)
Itrop Amp. (0,5 mg), Tbl. (10 mg)

Sedativa

Valium Amp. (10 mg), Tbl. (2 mg, 5 mg, 10 mg), Supp. (5 mg, 10 mg)
Distraneurin Tbl., Kaps., Mixtur, Infusionslösung
„ADH-Cocktail" aus je 1 Amp. Atosil, Dolantin spezial und Hydergin, davon 2 bis 3 ml pro inject.
Haldol Tropf. (1 ml = 2 mg), Tbl. (1 mg, 2 mg, 5 mg, 10 mg, 20 mg)
Truxal Amp. (50 mg), Drg. (15 mg, 50 mg), Saft (1 ml = 20 mg)
Neurocil Amp. (25 mg), Tbl. (25 mg, 100 mg), Tropf. (1 ml = 40 mg)
Scophedal, Scophedal forte Amp. (10 mg, 20 mg)

Spasmolytika

Atropin Amp. (0,5 mg), Tbl. (0,5 mg)
Bellafolin Tbl., Tropf.
Belladenal Tbl.
Buscopan Amp., Drg., Supp., Buscopan comp. Amp., Drg., Supp.
Baralgin Amp., Tbl., Supp., Baralgin comp. Drg., Supp.
Spasmo-Cibalgin Drg., Supp., Spasmo-Cibalgin comp. Drg., Supp.

Thrombozytenaggregationshemmer
Asasantin Kaps.
Colfarit Tbl. (500 mg)
Godamed Tbl. (500 mg)

Thyreostatika
Endojodin Amp.
Favistan Amp. (40 mg), Tbl. (20 mg)
Irenat Tropf. (1 ml = 300 mg)
Neo-morphazole Tbl. (5 mg)

Vasokonstriktiva
Arterenol Amp. (1,22 mg)
Glycylpressin Amp. (1 mg)
Hypertensin Amp. (2,5 mg)
Octapressin Amp. zu 4 IE
Suprarenin Amp. (1 mg)

VIII. Normalwerte

Blut

Blutvolumen	6-8% des Körpergewichtes = 4-6 l
Hämoglobin	14-16 g% = 88-100%
Erythrozyten	4,8-5,4 Mill./mm^3
Hämatokrit weiblich	37-47%
männlich	40-49%
MCV = mittleres korpuskuläres Erythrozytenvolumen	87 ± 5 µ^3
HbE oder MCH = mittlerer Hb-Gehalt des Einzelerythrozyten	28-32 pg
MCHC = mittlere Hb-Konzentration des Einzelerythrozyten = Quotient $\frac{\textit{Hb-Gehalt} \cdot \textit{100}}{\text{Hämatokrit}}$	32-36%
Mittlerer Erythrozytendurch- messer	7,5 ± 0,3 µ
Osmotische Resistenz der Ery- trozyten	beginnnende Hämolyse: 0,46-0,42% NaCl komplette Hämolyse: 0,34-0,30% NaCl

Retikulozyten	4–15‰ (20000–75000/mm^3)
Thrombozyten	150000–300000/mm^3
Leukozyten	4000–9000/mm^3
Differentialblutbild:	*absolut*
Stabkernige 3–5%	120–450
Segmentkernige 50–70%	2000–6300
Eosinophile 2–4%	80–360
Basophile 0–1%	0–50
Monozyten 2–6%	80–590
Lymphozyten 25–40%	1000–3600
Alkalische Leukozyten- phosphatase	20–50 SCORE

Blutgerinnung

Blutungszeit	2–5 min
Gerinnungszeit	5–6 min
Thromboplastinzeit (Quick)	75–100%
Rekalzifizierungszeit (Howell)	90–120 s
Heparinrekalzifizierungszeit	2 min 15 s
Thrombinzeit	18–22 s
Partielle Thromboplastinzeit (PTT)	> 45 s
Fibrinogen	200–450 mg/100 ml

Blutkörperchensenkungsgeschwindigkeit

	60 min	120 min
Männer	3– 8 mm	5–18 mm
Frauen	6–11	6–20

Bluteiweiße

Gesamteiweiß	6,5 –8,0 g%	
Albumin	3,5 –5,0 g%	= 54,9–68,8 rel%
α_1-Globuline	0,15–0,3 g%	= 1,0– 5,5 rel%
α_2-Globuline	0,45–0,6 g%	= 5,4–11,4 rel%
β-Globuline	0,6 –0,9 g%	= 8,5–14,3 rel%
γ-Globuline	0,9 –1,4 g%	= 9,2–18,5 rel%

Immunglobuline

IgA	150- 330 mg %
IgG	950-1400 mg %
IgM	60- 200 mg %

Lipide

Gesamtlipide	400-850 mg%
Neutralfette (Triglyzeride)	74-172 mg%
Gesamtcholesterin	180-250 mg%
β-Lipoproteide	360-640 mg%
Phosphatide	150-250 mg%

Enzyme

SGOT	(Serumglutamat-Oxalacetat-Transaminase)	bis 12 mU/ml
SGPT	(Serumglutamat-Pyruvat-Transaminase)	bis 12 mU/ml
LDH	(Laktatdehydrogenase)	bis 195 mU/ml
LAP	(Leucinaminopeptidase)	8-22 mU/ml
γ-GT	(γ-Glutamyltranspeptidase)	
	Frauen	4-8 mU/ml
	Männer	6-28 mU/ml
GLDH	(Glutamatdehydrogenase)	bis 3 mU/ml
CK	Männer	10-70 U/l
	Frauen	10-60 U/l
CK-MB		3 U/l
Cholinesterase		1900-3800 mU/ml
α-Amylase		80-382 mU/l
Alkalische Phosphatase		60-170 mU/ml
Saure Phosphatase		bis 11 mU/ml
Prostataphosphatase		bis 4 mU/ml

Elektrolyte und andere Blutbestandteile

Natrium	132-155 mval/l
Kalium	3,5-5,0 mval/l
Kalzium	4,2-5,8 mval/l
Magnesium	0,82-1,23 mval/l
Chlorid	97-110 mval/l

Bikarbonat	22–28 mval/l ($=45–55$ Vol% HCO_3)
Phosphat	1,4–2,6 mval/l
Eisen Frauen	60–140 µg%
Männer	80–150 µg%
Eisenbindungskapazität	
latent Frauen	100–250 µg%
Männer	200–300 µg%
total Frauen	250–300 µg%
Männer	300–400 µg%
Ferritin Frauen	8–159
Männer	23–397
Kupfer	65–165 µg%
Blutzucker nüchtern	50–95 mg%
HbA_{1c}	$6,5 \pm 1,5\%$
Bilirubin	bis 1,0 mg%, direkt bis 0,25 mg%
Harnstoff	10–50 mg%
Harnsäure Frauen	2–6,3 mg%
Männer	2,6–6,8 mg%
Kreatinin	0,5–1,3 µg%
Kreatin	0,3–0,8 mg%
Ammoniak Frauen	33–128 µg/100 ml
Männer	27–107 µg/100 ml
pH-Wert	7,35–7,45
Digoxinspiegel im Blut	0,6–2,0 µg/ml
Digitoxinspiegel im Blut	9–29 µg/ml

Blutgase

Sauerstoffkapazität		19,5–20,5 Vol%
Sauerstoffsättigung	arteriell	95–97%
	venös	70–75%
Sauerstoffspannung (pO_2)	arteriell	85–95 mm Hg
Kohlensäurespannung (pCO_2)	arteriell	40 mm Hg
	venös	46 mm Hg
Kohlensäuregehalt	arteriell	53–57 Vol%
	venös	56–62 Vol%
Arteriovenöse Sauerstoffdifferenz		4,5–5,5 Vol%

Harn

Tagesmenge	1000–1600 ml
Spezifisches Gewicht	1001–1035
pH-Wert	6,0 (4,8–7,4)

Elektrolyte

Natrium	100 –220 mval/24 h
Kalium	35 – 80 mval/24 h
Kalzium	5 – 18 mval/24 h
Magnesium	12 – 24 mval/24 h
NH_4-Ionen	20 – 70 mval/24 h
Chlorid	100 –240 mval/24 h
Phosphat	0,5– 4,0 g/24 h
α-Amylase	20 –370 SCE, 180–2250 IU/l

IX. Literatur

1. ALBERT HH von (1979) Die Behandlung des Schlaganfalls. Fortschr Med **97**: 1078-1083
2. Anturano Reinfarction Trial Research Group (1978) Sulfinpyrazon in the prevention of cardiac death after myocardial infarction. The Anturano Reinfarction Trial N Engl J Med **298**: 289
3. ASCHENBACH V (1980) Akute obere Gastrointestinalblutung. Diagn Intensivther **5**: 103-105
4. BÄBLER M (1973) Diabetes mellitus und Adipositas: Monotherapie mit Biguaniden. Schweiz Med Wochenschr **103**: 641
5. BAETHKE R, SCHOLZ A (1969) Das urämische Koma unter neuzeitlichen therapeutischen Gesichtspunkten. Internist **11**: 419
6. BECHER R, LÖHREN D, FIRUSIAN N (1980) Die akute Hypercalcämie als onkologische Notfallsituation. Med Welt **31**: 582-584
7. BEGEMANN H, RASTETTER J, KABOTH W (1970) Die hämorrhagischen Diathesen. Thieme, Stuttgart (Klinische Hämatologie, S 674)
8. BERCHTOLD P, GRIES FA (1980) Kohlenhydratstoffwechsel mit Ausnahme der diabetischen Ketoacidose und Hyperosmolarität. In: Riecker G (Hrsg) Therapie innerer Krankheiten. Springer, Berlin Heidelberg New York, S 345
9. BEYER J (1974) Die Behandlung des Diabetes des Erwachsenen mit Sulfonylharnstoffen und Biguaniden. Dtsch Ärztebl **19**: 1391
10. BIELEFELDT H (1970) Diabetes und Schwangerschaft. Therapiewoche **31**: 1507
11. BODE JC, DÜRR HK (1978) Therapie der akuten Pankreatitis. In: Das Gastroenterologische Kompendium, Witzstrock, Baden-Baden Köln New York Bd **4**: 128-143
12. BOUMGHAR M, CAVIN R (1978) Respiratorische Komplikationen bei schwerer akuter Pankreatitis. Schweiz Rundsch Med 67: 1394-1401
13. BRASS H, PLASCHE H, MANN H (1974) Indikationen zur Dialyse bei akutem Nierenversagen und bei Vergiftungen. Diagnostik 7: 265
14. BREDDIN K, LOELIGER EA (1980) Sekundärprophylaxe nach überstandenem Reinfarkt – Antikoagulation oder Thrombocytenaggregationshemmer? Internist (Berlin) **21**: 399
15. BÜCHERL ES, KRÜCK F, LEPPLA W, SCHELEN F (1968) Postoperative Stö-

rungen des Elektrolyt- und Wasserhaushalts. Schattauer, Stuttgart New York

16. BÜCHNER C, DRÄGERT W (1973) Schrittmachertherapie des Herzens. Boehringer, Mannheim

17. BUSSMANN WD (1975) Neue Aspekte zur Behandlung der Linksinsuffizienz: Die Wirkung von Nitroglycerin. Med Klin **70**: 1697–1706

18. DAMBACHER MA, HAAS HG (1980) Epithelkörperchen. In: Riecker G (Hrsg) Therapie innerer Krankheiten. Springer, Berlin Heidelberg New York, S 462

19. DIETERLE P (1971) Praktische Bedeutung der Diabetesvorstadien. Internist (Berlin) **11**: 463

20. DITTMAR A, FRIESE G, NUSSER E (1956) Über die Behandlung des Kammerstillstandes beim Morgagni-Adams-Stokes'schen Symptomenkomplex mit einem elektrischen Schrittmacher. Z Kreislaufforsch **45**: 416

21. DITTMAR A, FRIESE G, NUSSER E (1957) Ein elektrischer Schrittmacher zur Behandlung des Herzstillstandes bei erhaltener Kontraktionsfähigkeit. Arch Kreislaufforsch **25**: 242

22. DITTMAR A, FRIESE G, HOLDER E (1962) Erfahrungen über die langfristige elektrischer Reizung des menschlichen Herzens. Z Kreislaufforsch **51**: 66

23. DUBACH UC (1973) Hyperkaliämie. Therapiewoche **16**: 1348

24. EDEL HH (1980) Akutes Nierenversagen. In: Riecker G (Hrsg) Therapie innerer Krankheiten. Springer, Berlin Heidelberg New York, S 187

25. EFFERT S, MERX W, BLEIFELD W (1977) Sofortversorgung und akute stationäre Phase beim Myokardinfarkt. Dtsch Ärztebl **50**: 2957–2962

26. ENCKE A (1974) Postoperative Thromboembolie. Dtsch Ärztebl 3619

27. FÄHNDRICH W, LIEBERMEISTER H, SCHMITT H, DAWEKE H (1974) Die Einstellung von Altersdiabetikern mit intravenösen Tolbutamidgaben während und nach der Operation. Dtsch Med Wochenschr **99**: 121

28. FERRER J (1968) The sick sinus syndrome in atrial disease. JAMA **206**: 645

29. FERRER J (1973) The sick sinus syndrom. Circulation **47**: 635

30. FINCKE K (1980) Dialysetherapie. In:Riecker G (Hrsg) Therapie innerer Krankheiten. Springer, Berlin Heidelberg New York, S 215

31. FRIESE G (1954) Über das Elektrokardiogramm des akuten Cor pulmonale bei Lungenembolie. Z Kreislaufforsch **43**: 308

32. FRIESE G (1957) Erfolgreiche 90-stündige elektrische Reizung des Herzens bei Morgagni-Adams-Stokes'scher Krankheit. MMW **99**: 811

33. FRIESE G (1961) Differentialdiagnose der Herzstromkurve. Springer, Berlin Heidelberg New York

34. FRIESE G (1961) Die Behandlung des Herzstillstands und des Herzkammerflimmerns bei geschlossenem Thorax. (Beiträge zur ersten Hilfe von Unfällen durch elektrischen Strom, Heft 2). Verlags- und Wirtschaftsgesellschaft der Elektrizitätswerke mbH-VWEW, Frankfurt

35. FRIESE G (1964) Der elektrische Schrittmacher. Verh Dtsch Ges Kreislaufforsch **30**: 129

36. FRIESE G (1965) Erfahrungen über die langfristige Reizung des Herzens mit elektrischem Schrittmacher. Fortschr Med **83**: 595

37. FRIESE G (1966) Die Behandlung des Kreislaufstillstands innerhalb und außerhalb des Krankenhauses. Mater Med Nordmark **18**: 282

38. FRIESE G (1967) Therapie mit Herzglykosiden. In: Schretzenmayr A (Hrsg) Almanach der ärztlichen Forbildung. J. F. Lehmann, München

39. FRIESE G, DITTMAR HA (1961) Über die langfristige elektrische Reizung des Herzens. Verh Dtsch Ges Kreislaufforsch **27**: 326

40. FRIESE G, MENGER R (1980) Die Betreuung des Herzinfarktkranken in der Praxis. Fischer, Stuttgart New York

41. FRIESE G, OPPITZ M (1960) Erfahrungen über den rudimentären Vorderwandinfarkt. Z Kreislaufforsch **49**: 612

42. FRIESE G, VÖLCKER A (1967) Zur Behandlung des Herzkammerflimmerns und dessen Vorstufen mit Kaliumchlorid. Dtsch Med Wochenschr **92**: 964

43. FRIESE G, VÖLCKER A (1972) Notfalltherapie innerer Krankheiten. Jungjohann, Heidelberg

44. FRIESE G, LINDER F, BRUCK A (1963) Die Behandlung des AV-Blocks durch Einpflanzung eines elektrischen Schrittmachers. Med Klin **58**: 586

45. FRIESE G, NUSSER E, DENGLER H (1963) Die Defibrillation des Herzens durch intrakardiale Injektion von Kaliumchlorid. Z Kreislaufforsch **52**: 152

46. GERSMEYER EF, YASARGIL EC (1978) Schock und hypotone Kreislaufstörungen. Thieme, Stuttgart

47. GOEBELL H (1978) Was ist gesichert in der Therapie der akuten Pankreatitis? Internist (Berlin) **19**: 700–706

48. GOTTLOB R, BLÜMEL G (1968) Der Einfluß der vier Thrombenalter auf die Lysierbarkeit mit Streptokinase. Med Welt **48**: 2627

49. GOTTSTEIN U (1968) Therapie der zerebralen Zirkulationsstörungen. Dtsch Med Wochenschr **93**: 1815

50. GOTTSTEIN U (1974) Behandlung der zerebralen Mangeldurchblutung. Eine kritische Übersicht. Internist (Berlin) **15**: 575

51. GOTTSTEIN U (1980) Der akute zerebrale Insult. Internist (Berlin) **21**: 252–259

52. GROSS R (1973) Hämorrhagische Diathesen. Klin Gegenw **9**: 161

53. GROSS R (1974) Neueres zur allgemeinen Diagnostik und Behandlung von Blutungen. Med Welt **36**: 1389

54. GROSS R, GROSSER KD, SIEBERT HG (1973) Der internistische Notfall. Schattauer, Stuttgart New York

55. GRÖZINGER KH (1980) Hemmkörpertherapie der akuten Pankreatitis. MMW **122**: 234–236

56. GRÜNKLEE D (1974) Die Insulintherapie. Therapiewoche **23**: 2670

57. HAGER W, SELING A (1974) Praxis der Schrittmachertherapie. Schattauer, Stuttgart New York

58. HALMAGYI MPB (1974) Ursachen und Therapie des Wasser- und Elektrolythaushalts. Therapiewoche **13**: 1353

59. Hartung H, Kirchner R (1980) Diagnostik und Therapie der akuten Pankreatitis. Leber Magen Darm **10**: 1-5
60. Heinecker R (1980) Ekg-Fibel. Thieme, Stuttgart
61. Held K (1980) Der akute Gliedmaßenarterienverschluß. Internist (Berlin) **21**: 283-293
62. Herden NH (1974) Die Infusionstherapie zum Ausgleich des Wasser- und Elektrolythaushalts. Krankenhausarzt **4**: 164
63. Hermann J, Krüskemper HL (1974) Therapie der thyreotoxischen Krise. Dtsch Med Wochenschr **99**: 2466
64. Hermann J, Krüskemper HL, Grosser KD, Hübner W, Böhm W (1971) Peritonealdialyse in der Behandlung der thyreotoxischen Krise. Dtsch Med Wochenschr **96**: 742
65. Hermann J, Hilger P, Rusche HL, Krüskemper HL (1974) Plasmapherese in der Behandlung der thyreotoxischen Krise. Dtsch Med Wochenschr **99**: 888
66. Herrschaft HF (1975) Die regionale Hirndurchblutung. Springer, Berlin Heidelberg New York (Schriftenreihe Neurologie, Bd 15)
67. Heymann H (1974) Magen-Darmblutungen in chirurgischer Sicht. Med Welt **36**: 1399
68. Hiemeyer V (1967) Thrombolytische Therapie bei akuten Gefäßverschlüssen. Dtsch Med Wochenschr **92**: 955
69. Hiemeyer V (1970) Die thrombolytische Therapie des Herzinfarktes. In: Marx R, Thies, HA (Hrsg) Thrombose und Embolie. XII. Hamburger Symposion über Blutgerinnung. Schattauer, Stuttgart New York, S 248
70. Hodler J (1973) Störungen des Säurebasenhaushalts. Therapiewoche **16**: 1372
71. Holzmann M (1961) Klinische Elektrokardiographie. Thieme, Stuttgart
72. Junge-Hülsing G (1973) Interne Notfallmedizin. Lehmann, München
73. Klimt CR (1978) Results of the coronary drug project. Aspirin study and design of the aspirin myocardial infarction study and the persantin-aspirin reinfarction study. In: Breddin K, Dornsdorf W, Lowe D, Marx R (eds) Acetylsalicylic acid in cerebral ischemia and coronary heart disease. Schattauer, Stuttgart New York, pp 129-140
74. Kluthe R, Quirin H (1971) Diätbuch für Nierenkranke. Thieme, Stuttgart
75. Knick B (1970) Medikamentöse Diabetestherapie. Therapiewoche **31**: 1522
76. Koller F (1969) Klinische Beurteilung der Antikoagulantien. Internist (Berlin) **11**: 8
77. Koller F, Nagel GA, Neuhaus K (1974) Internistische Notfallsituationen. Thieme, Stuttgart
78. Korp W, Levett RE (1973) Erfahrungen mit Monokomponenteninsulin. Wien Klin Wochenschr **85**: 326
79. Kothe W, Schwokowsk CF, Albert H, Scheuer K (1974) Erfahrungen und Ergebnisse bei der Behandlung der akuten Pankreatitis. Zentralbl Chir **99**: 1217

80. KRÜCK F (1961) Einteilung der Störungen des Wasser- und Elektrolytstoffwechsels. Internist (Berlin) **2**: 601
81. KRÜCK F (1980) Störungen des Wasser-, Elektrolytstoffwechsels und des Säure-Basen-Haushalts. In: Riecker G (Hrsg) Therapie innerer Krankheiten. Springer, Berlin Heidelberg New York, S 220
82. KUSCHINSKY G (1973) Zur Pharmakologie der Hirndurchblutung. Verh Dtsch Ges Kreislaufforsch **39**: 62
83. LANDBECK G von (1968) Substitutionstherapie mit Faktor VIII- und IX-Präparaten. In: Pettenkofer H (Hrsg) Gezielte Therapie mit Blutbestandteilen. Lehmann, München, S 29
84. LASCH G (1971) Verbrauchskoagulopathie. Dtsch Med Wochenschr **96**: 715
85. LAUBE H (1973) Die Behandlung des übergewichtigen Altersdiabetikers. Therapiewoche **11**: 930
86. LECHLER E (1974) Plasma und Plasmafraktionen in der Therapie von Gerinnungsstörungen. Internist (Berlin) **15**: 461
87. LECHNER K (1980) Angeborene und erworbene hämorrhagische Diathesen. In: Riecker G (Hrsg) Therapie innerer Krankheiten. Springer, Berlin Heidelberg New York, S 315
88. LIEBERMEISTER H (1974) Der kindliche und jugendliche Diabetes. Therapiewoche **23**: 2596
89. LILLEHEI RC, DIETZMANN RH, MOTSAY GJ, BECKMANN CB, ROMERO LH, SHATNAY CH (1975) Growth of concept of shock and review of present knowledge. In: Glenn TM (ed) Steroids and shock. Urban & Schwarzenberg, München, S 377–409
90. LÜDERITZ B (1979) Elektrische Stimulation des Herzens. Springer, Berlin Heidelberg New York
91. LÜDERS K, KONOLD P, OTTEN G, KOSLOWSKI L (1973) Postoperative Thrombosenembolieprophylaxe. Chirurg **44**: 563
92. LUDWIG H (1970) Antikoagulantien in der Schwangerschaft und im Wochenbett. In: Marx R, Thies HA (Hrsg) Thrombose und Embolie, XII. Hamburger Symposion über Blutgerinnung. Schattauer, Stuttgart New York, S 146
93. LUTHER M, RÖKEN U (1976) Die Wirksamkeit von Isosorbiddinitrat intravenös bei Angina pectoris und frischem Myokardinfarkt. Herz Kreislauf **8**: 654–659
94. LÜTHY R, SIEGENTHALER W (1973) Hypokaliämie. Therapiewoche **16**: 1335
95. MALSCH U (1976) Klinische Erfahrungen bei der Behandlung zerebraler Insulte mit Spironolaktonderivaten. Therapiewoche **26**: 7171
96. MARX HH (1980) Akute und chronische Ateminsuffizienz. In: Riecker G (Hrsg) Therapie innerer Krankheiten. Springer, Berlin Heidelberg New York, S 160
97. MARX R (1980) Heriditäre plasmatische Koagulopathien. In: Riecker G (Hrsg) Therapie innerer Krankheiten. Springer, Berlin Heidelberg New York, S 325

98. MARX R (1980) Antikoagulantien und Thrombolytica. In: Riecker G (Hrsg) Therapie innerer Krankheiten. Springer, Berlin Heidelberg New York, S 664

99. MEHNERT H (1971) Differentialtherapie mit oralen Diabetica. Internist (Berlin) **12**: 468

100. MERTZ DP (1973) Erkennung und Behandlung von Störungen des Elektrolythaushalts in der Praxis. Therapiewoche **16**: 1356

101. MEYER HJ (1970) Nebenwirkungen der Diabetestherapie. Therapiewoche **31**: 1527

102. MOESCHLIN S (1972) Klinik und Therapie der Vergiftungen. Thieme, Stuttgart

103. MÜLLER-BERGHAUS G, LASCH HG (1980) Erworbene Koagulopathien. In: Riecker G (Hrsg) Therapie innerer Krankheiten. Springer, Berlin Heidelberg New York, S 331

104. MUELLER-ECKHARDT C (1980) Thrombocytäre hämorrhagische Diathesen. In: Riecker G (Hrsg) Therapie innerer Krankheiten. Springer, Berlin Heidelberg New York, S 319

105. MÜLLER-SEIFERT (1962) Taschenbuch der medizinisch klinischen Diagnostik. Bergmann, München

106. NIEDNER R (1973) Digitalistherapie. Thieme, Stuttgart

107. OBERDISSE K (1974) Die Behandlung des Diabetes mellitus mit Biguaniden. Therapiewoche **23**: 2688

108. OTTENJAHN R, SOBALLA G (1969) Akute gastrointestinale Blutungen. In: Schwab M (Hrsg) Interne Wachstation. Urban & Schwarzenberg, München Berlin Wien, S 252

109. PAUL F (1979) Therapie der akuten Pankreatitis. Intern Welt **2**: 1-8

110. PETRIDES P (1973) Die Praxis der diätetischen Unterweisung des Diabetikers. Therapiewoche **11**: 915

111. PFEIFFER EF (1973) Ätiologie, Pathogenese und Prognose der menschlichen Zuckerkrankheit. Therapiewoche **11**: 889

112. PFRIMMER J (1977) Kompendium für Infusionstherapie und bilanzierte Ernährung. Selbstverlag, Erlangen

113. PHLIPPEN R (1974) Magen-Darm-Blutungen. Med Welt **36**: 1395

114. REICHEL G (1973) Beeinflußbarkeit von Funktionsstörungen durch gezielte Operationsvorbereitungen. Thoraxchirurgie **21**: 270

115. REICHEL G, ULMER WT (1974) Die Lungenfunktion und die Differentialdiagnose der Atemfunktionsstörungen. Klin Gegenw **10**: 103

116. REICHEL G, REHN J, ULMER WT (1972) Die funktionelle und gutachtliche Beurteilung von Verletzungen der Brusthöhle. Chirurg **43**: 317

117. REID PR, TAYLOR DR, KELLY DT, WEISFELDT ML, HUMPHRIES JD'N, ROSS RS, PITT B (1974) Myocardial infarct extension detected by precordial ST-segment mapping. N Engl J Med **17**: 123-128

118. REILER HJ (1977) Die Therapie des akuten Leberversagens. Internist (Berlin) **18**: 215-220

119. REUTER HD (1980) Pro-Kontra: Aggregationshemmer in der Prophylaxe des Herzinfarktes. Internist (Berlin) **21**: 390-392

120. RIECKER G (1983) Therapie innerer Krankheiten. Springer, Berlin Heidelberg New York

121. SCHAPER W, SCHAPER J (1979) Der experimentelle Infarkt. Z Kardiol **68**: 234

122. SCHEIDT S, WILSNER G, MUELLER H et al (1973) Intraaortic balloon counterpulsation in cardiogenic shock. N Engl J Med **288**: 979–984

123. SCHELER F (1969) Akutes Nierenversagen. In: Schwab M (Hrsg) Die interne Wachstation. Urban & Schwarzenberg, München Berlin Wien, S 271

124. SCHIMPF K (1970) Streptokinasetherapie von Venenthrombosen. In: Marx R, Thies HA (Hrsg) Thrombose und Embolie. XII. Hamburger Symposion über Blutgerinnung. Schattauer, Stuttgart New York, S 158

125. SCHMUTZLER R (1969) Klinik der thrombolytischen Behandlung. Internist (Berlin) **11**: 21

126. SCHMUTZLER R, BENEKE G, EISENREICH F, HEINRICH F (1970) Thrombolytische Therapie des chronischen thrombotischen Arterienverschlusses. In: Marx R, Thies HA (Hrsg) Thrombose und Embolie. XII. Hamburger Symposion über Blutgerinnung. Schattauer, Stuttgart New York, S 257

127. SCHÖNBORN H, KÜMMERLE F, NEHER M, SCHUSTER HP (1976) Akute Pankreatitis. Entwicklung eines kombinierten konservativ-operativen Therapiekonzepts. Med Welt **27**: 1293

128. SCHRÖDER R (1983) Intrakoronare versus systemische Thrombolyse. Internist (Berlin) **24**: 396–401

129. SCHULTZE M (1979) 25 Jahre Proteinaseinhibitor Trasylol in Forschung und Klinik. Klinikarzt **8**: 83–90

130. SCHULZ F, SCHUESSEL R (1979) Therapie der Streßulkusblutungen mit Cimetidin. Dtsch Med Wochenschr **104**: 1845–1848

131. SCHWAB M (1969) Coma diabeticum - Pathophysiologie und Therapie. Internist (Berlin) **11**: 405

132. SCHWARZ JA, RASCHAK M, KOCH W (1980) Verhinderung Antikörperbedingter Dextrannebenwirkungen durch monovalentes Hapten (Dextran 1). Allergologie **3**: 25–27

133. SIMON C, STILLE W (1982) Antibiotica-Therapie in Klinik und Praxis. Schattauer, Stuttgart New York

134. SPÄTH G (1978) Vergiftungen und akute Arzneimittelüberdosierungen. Witzstrock, Baden-Baden Köln New York

135. STEINBRÜCK G, HABICHT W, GROSSER KD, GROSS R (1969) Einige Hinweise zur Intensivbehandlung endogener Vergiftungen. Internist (Berlin) **10**: 184

136. Streptokinase in Acute Myokardial Infarction (1979) European Cooperative Study Group for Streptokinase Treatment in Acute Myocardial Infarction. N Engl J Med **301**: 797–802

137. TALKE H, MAIER KP (1980) Hypoglykämie im Erwachsenenalter. Therapiewoche **30**: 5085–5089

138. THALEN HJ, BERG IW, HEIDE JN, NIEVEN J (1970) The artificial cardiac pacemaker. Assan, Royal van Gorcum

139. THIES HA (1970) Die Antikoagulantienanwendung als bewährte antithrombotische Maßnahme in der Chirurgie. In: Marx R, Thies H (Hrsg) Thrombose und Embolie. XII. Hamburger Symposion über Blutgerinnung. Schattauer, Stuttgart New York, S 40

140. THIMME W (1969) Volumensubstitution. In: Schwab M (Hrsg) Die interne Wachstation. Urban & Schwarzenberg, München Berlin Wien, S 53

141. TILSNER V (1980) Konservative Behandlung tiefer Beinvenenthrombosen. Dtsch Med Wochenschr **105**: 112-113

142. TRAPNELL JE, RIGBY CC, TALBOT CH, DUNCAN EHL (1974) A controlled trial of trasylol in the treatment of acute pancreatitis. Br J Surg **61**: 177

143. TRÜBESTEIN G (1976) Indikationen und Ergebnisse mit Urokinase bei Gefäßverschlüssen. Dtsch Med Wochenschr **101**: 1919-1920

144. TRÜBESTEIN G, ETZEL F, SOBBE A (1974) Erfolgreiche fibrinolytische Therapie bei einer 6 Wochen alten Bein- und Beckenvenenthrombose. Dtsch Med Wochenschr **99**: 2457

145. TRÜBESTEIN G, BRECHT T, ETZEL F (1979) Ergebnisse der fibrinolytischen Therapie mit Urokinase bei älteren Phlebothrombosen. Dtsch Med Wochenschr **104**: 1241-1242

146. ÜBERLA K (1978) Multicenter two years prospective study on the prevention of secondary myocardial infarction by ASA in comparison with phenprocoumon and placebo. In: Breddin K, Dorndorf W, Loew D, Marx R (eds) Acetylsalicylic acid in cerebral ischemia and coronary heart disease. Schattauer, Stuttgart New York, pp 157-169

147. WAHLIN A, WESTERMARK L, VILET A (1972) Gasaustausch und Säure-Basengleichgewicht. Intensivpflege und Intensivtherapie. Springer, Berlin Heidelberg New York, S 99

148. WENDE W, STÜHLEN HW, MEYER I, BLEIFELD W, HOLZHÜTER H, WENZEL F (1975) Die Größe des akuten tierexperimentellen Herzinfarktes unter Streptokinase-induzierter Fibrinolyse. Klin Wochenschr **53**: 755

149. WESTERMANN KW (1980) Streptokinase beim akuten Herzinfarkt. Med Welt **31**: 593-594

150. WILMS B (1974) Diabetes und Schwangerschaft. Therapiewoche **23**: 2606

151. WINCKELMANN G (1970) Die thrombolytische Behandlung der Lungenembolie. In: Marx R, Thies HA (Hrsg) Thrombose und Embolie. XII. Hamburger Symposion über Blutgerinnung. Schattauer, Stuttgart New York S 243

152. WIRZFELD A, KLEIN G, HIMMLER FC (1979) Neue pharmakologische Behandlungsmethoden für die therapieresistente Herzinsuffizienz. Pharmakotherapie **2**: 59-74

153. ZIMMERMANN WE (1974) Störungen des Säurebasenhaushalts und ihre Therapie. Krankenhausarzt **4**: 172

154. Zum KLEY H, KOCK R, WESSELS F, DORST K (1974) Hypernatriämisch hyperosmolare Komata. Therapiewoche **37**: 3960

X. Sachverzeichnis